점심 먹고 졸리고
나른하다면
식사법이
잘못됐습니다

주먹밥

보다

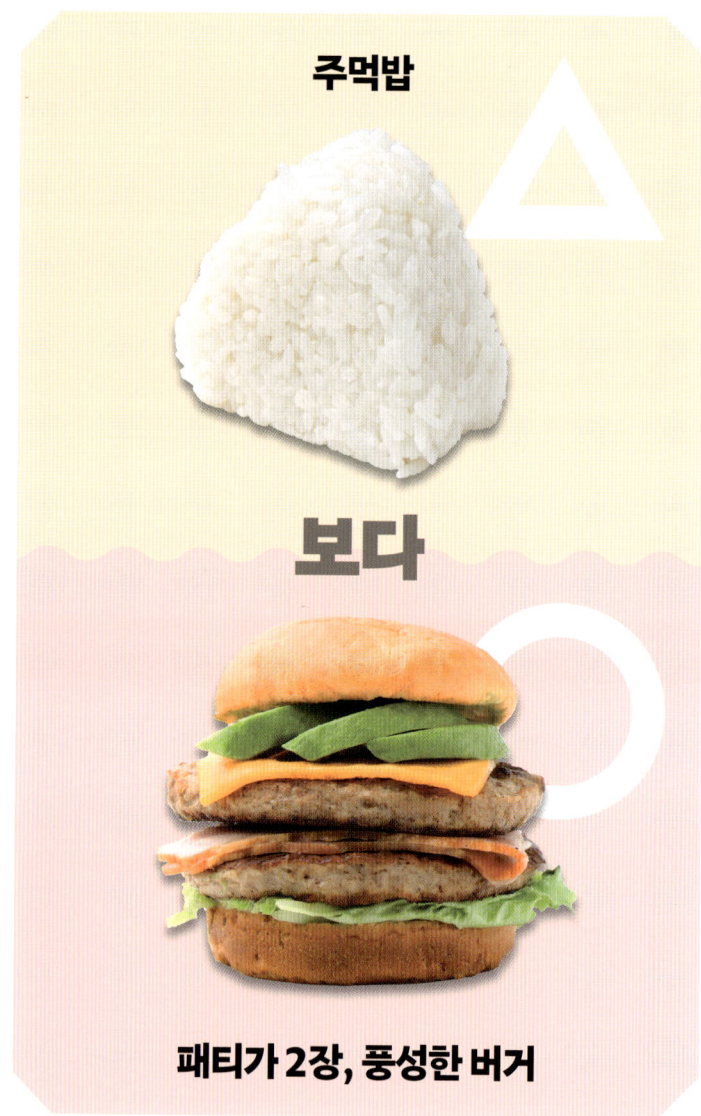

패티가 2장, 풍성한 버거

마즙을 올린 메밀국수

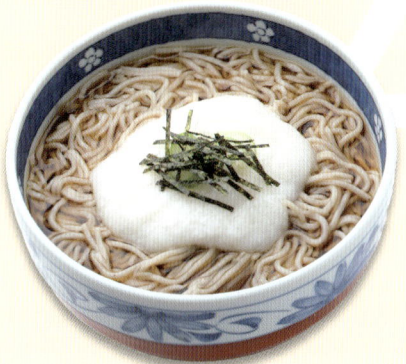

보다

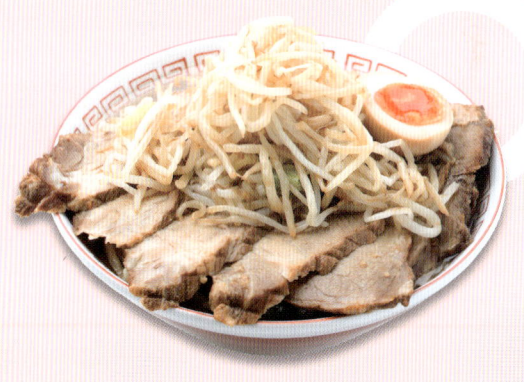

돼지고기 수육을 올린 라면

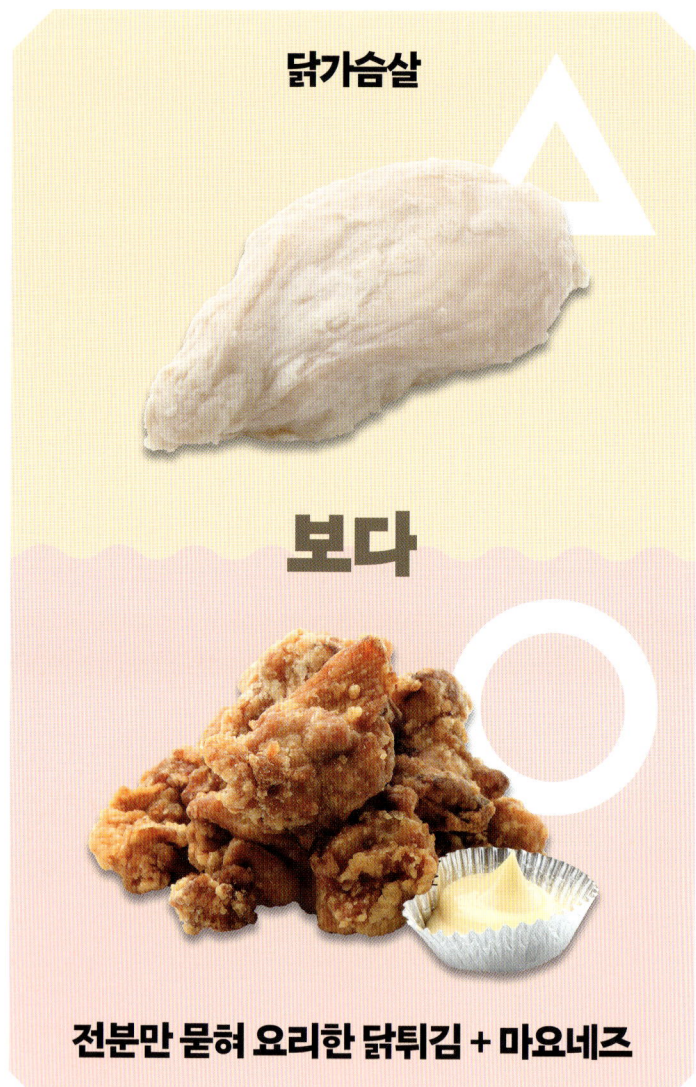

'이런 솔깃한 얘기가 있다고?'
라는 생각이 드는 사람은
주목하시길 바랍니다

TOUSITSU HIROU

Copyright © 2024 Satoru Yamada

All rights reserved.

Original Japanese edition published by SUNMARK PUBLISHING, INC.

Korean translation rights arranged with SUNMARK PUBLISHING, INC.

through Tony International

Korean translation copyright © 2025 by IASO Publishing Co.

이 책의 한국어판 저작권은 토니 인터내서널을 통한

SUNMARK PUBLISHING, INC.와의 독점 계약으로 도서출판 이아소에 있습니다.

저작권법에 의해 한국 내에서 보호받는 저작물이므로 무단 전재와 무단 복제를 금합니다.

당질혁명

뱃살과 질병 잡는 저속노화 식사법

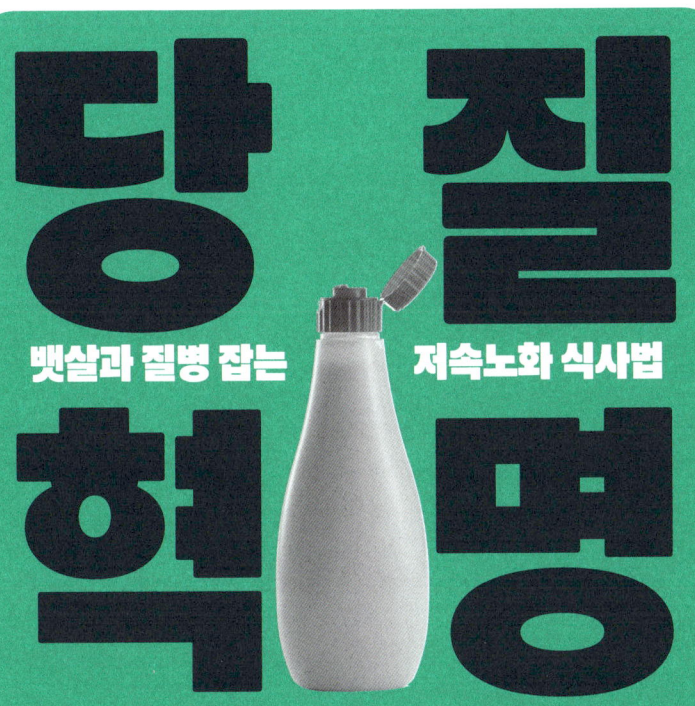

야마다 사토루 당뇨병 명의·의학박사 지음
오현숙 옮김

이아소

프롤로그

가속노화는
당질 피로에서 시작된다!

점심 먹고 졸리면 당질 피로를 의심하라

오늘의 활력과 미래의 건강을 위협하는 당질 피로

'**당질 피로**'라는 말은 아마 처음 들어보았을 것이다.

당질 피로는 현대사회에서 서서히 증가하고 있는 증상 중 하나이다. 필자는 운동선수, 회사원 들과 이야기를 나누다 우연히 이 개념을 발견하게 되었다. 그러니 이 책을 막 펼쳐 든 독자분들이 모르는 것은 당연하다.

지금까지 건강 관련 책을 몇 권 썼지만, 당질 피로에 대해서는 이 책에서 처음 언급하게 되었다.

사실 당질 피로는 우리 모두와 무척 밀접한 문제이지만, 대부분은 자신과 무관하다고 생각한다. "점심 먹고 나면 누구든 졸음이 밀려오잖아요?", "요즘 바빠서 잠을 충분히 못 자서 그런 거죠"라며 대수롭지 않게 여기는 사람도 많다.

그러나 식사한 지 얼마 되지 않아 졸음이 밀려오거나 나른해지는 증상이 있다면, 양껏 먹었는데도 바로 허기를 느끼고, 집중력이 떨어지고, 안절부절못하거나 목 뒤가 뻐근하고 무거운 증상이 나타난다면, 당질 피로일 가능성이 크다.

점심 식사 뒤에 이러한 증상을 호소하면서 오후가 되면 활력이 떨어지는 사람이 무척 많은 것을 보고, 이 문제를 쉽게 이해할 수 있도록 불쾌한 증상들을 한데 모아 '당질 피로'라고 이름을 붙였다.

이 책을 읽고 이러한 피로감이 당장의 활력을 떨어뜨리는 데 그치지 않고, 결국 건강상의 여러 문제를 일으키는 주범임을 깨닫길 바란다. 습관을 조금만 바로잡으면 이러한 현상을 개선할 수 있다.

한편, 몸으로 느끼지는 못하지만 자신이 당질 피로를 겪고 있는지 걱정되는 사람도 있을 것이다. 당질 피로를 확인하는 방법은 4장에서 자세히 설명하겠다.

식후 고혈당과 혈당 스파이크를 일으키는 주범

'식후 고혈당'과 '혈당 스파이크'란 무엇일까?

'식후 고혈당'이란 말 그대로 식후에 혈당치가 높다는 의미다(정상은 140mg/dl 미만). 일반적으로 건강검진 때 측정하는 '공복 혈당 수치'(정상은 110mg/dl 미만)와는 다르다. 식사를 하고 나면 누구든지 어느 정도 혈당치가 올라가지만, 그 증가 폭이 큰 것을 '식후 고혈당'이라 한다.

건강검진에서는 '공복 고혈당'(공복 혈당치 110mg/dl 이상)을 비정상으로 판단하는데, 연구들에 따르면 공복 혈당치가 그리되기 10여 년 전부터 이미 식후 고혈당이 발생한다.

식후 고혈당이 있으면 혈당 수치가 높아진 뒤 분비되는 인슐린이라는 호르몬의 영향으로 급브레이크를 밟은 것처럼 혈당치가 급격히 떨어진다. 이렇듯 혈당치가 급격히 올랐다가 급격히 떨어지는 현상을 '혈당 스파이크'라고 한다. 식후 고혈당으로 인해 혈당치의 급격한 오르내림(즉, 혈당 스파이크)이 생기는 것이다. 우리가 **당질 피로라고 부르는 다양한 증상은 이러한 식후 고혈당과 혈당 스파이크의 영향으로 발**

생한다.

물론 식사 뒤에 밀려오는 졸음과 피로는 수면 부족이나 과로 같은 기본적인 컨디션 난조 때문일 수도 있고, 수면 무호흡 증후군 같은 다른 질병 때문일 수도 있다. 따라서 식사를 한 뒤 컨디션이 좋지 않다고 해서 모두 당질 피로 때문이라고 볼 수는 없다. 당질 피로는 식후 고혈당 또는 혈당 스파이크로 인해 느끼는 식후 컨디션 난조만을 가리킨다.

일반 건강검진에서는 공복 혈당치를 확인하므로 건강한 사람은 자신이 식후 고혈당이 있는지, 혈당 스파이크를 경험하는지 알 기회가 거의 없다. 이러한 증상이 오늘의 활력과 내일의 건강을 위협하는데도 말이다.

또한 필자 또한 무척 놀란 사실인데, **평소 운동을 많이 하는 사람, 심지어 프로 선수들조차 식후 고혈당이나 혈당 스파이크 증세를 겪고 당질 피로를 느낀다.**

잘 알려진 일부 건강 습관이나 훈련 방법은 당질 피로에 효과가 전혀 없을 뿐 아니라, 오히려 식후 고혈당과 혈당 스파이크를 유발할 가능성도 있다.

발병까지는 10년도 안 남았다?

앞에서 언급한 바와 같이 **식후 고혈당은 공복 고혈당이 발생하기 약 10년 전에 발생한다.** 당질 피로는 식후 고혈당과 그에 따른 혈당치의 급격한 하락(혈당 스파이크)의 자각 증상이므로 당질 피로 또한 건강검진에서 이상이 발견되기 약 10년 전에 나타난다고 볼 수 있다.

당질 피로가 질병은 아니다. 그러므로 이 단계에서 당장 약을 먹을 필요는 없지만, 방치하면 줄줄이 무너지는 도미노처럼 당뇨병, 비만, 고혈압, 이상지질혈증 등으로 이어질 수 있다.

당질 피로로 시작된 악순환은 어느 시점부터는 앞 단계로 되돌릴 수 없는 '불가역적인' 상태가 되고 만다. 신진대사상의 기억이 신체의 세포와 장기에 각인되어 완치가 불가능해지는 것이다. 그러나 당질 피로 단계에서는 아직 '가역적'인지라 되돌릴 수 있다.

만일 30대, 40대 때는 오후에도 팔팔했는데, 40대나 50대가 되니 오후에 졸음이 밀려온다고 느낀다면, 당질 피로(식후 고혈당)인지 확인하고 맞다면 생활 방식을 바꿔야 한다.

앞에서 말했듯, 건강검진으로는 확인이 불가능한 식후 고혈당에서 확인이 가능한 공복 고혈당으로 진행되기까지는 10년이 걸린다. <u>즉, 당질 피로가 있다면 이미 도미노의 첫 블록이 무너지기 시작했다고 볼 수 있다. 유예 기간이 10년도 안 되는 것이다.</u> 위험이 감지된다면 반드시 그 필요성을 깨닫고 하루라도 빨리 손을 쓰도록 하자.

<u>뱃살과 질병을 없애는 간단하고 맛있는 식사법</u>

당질 피로를 해소하기 위해 해야 하는 일은 무척 단순하다. <u>**바로 '식사법을 바꾸는 것'이다.**</u>

식사법을 바꾸기만 해도 식후에 당질 피로가 개선됨을 바로 실감할 수 있다. 효과가 늦는 사람이라면 좀 더 시간이 걸려, 한 달 정도가 지나 체중과 허리둘레가 변하는 것을 보고 나서야 느낄 수도 있다. 그러나 어느 쪽이든 식사법을 바꿈으로써, 당뇨병 등의 질병으로 건강이 도미노처럼 연쇄적으로 무너지는 일을 막을 수 있다. 또한 당질 피로 단계에서는 원래의 상태로 되돌릴 수 있으므로 좀 더 앞 단계로 돌아갈 가능성도 있다. 그러기 위해 식사법을 바꾸는 일은 어렵지 않다.

지금까지 건강식의 대표 주자였던 '칼로리 제한'이나 '양에 덜 차게 먹기'는 실천에 옮기기도, 계속하기도 어려운 방식이었다. 필자 또한 칼로리 제한도 해보고, 양에 덜 차게 먹어보기도 했지만, 결국은 둘 다 실패하여 요요 현상을 경험했다.

사람들은 대부분 건강에 좋은 식사법은 실천하기도, 계속하기도 어려울 것이라고 생각하는 경향이 있다.

그러나 **필자는 '당질 섭취량은 줄이고', '대신 단백질과 지방을 배불리 먹고', '먹는 순서에 신경 쓰기만 하면 되는', 아주 간단하면서도 만족도가 높고 무리하지 않아도 되는 식사법을 제안한다.**

바로 '로카보'이다.

이에 대해서는 2장과 3장에서 과학적 근거를 가지고 자세하게 소개하겠다.

과학적으로 증명된
최신 의학이 반영된 식사

'로카보'는 '그런 솔깃한 얘기가 있다고?'라는 생각이 들 정도로 맛있고 즐거운 식사법이다.

- 맛있는 음식을 배불리 먹을 수 있어 스트레스가 없다.
- 자연스럽게 20세 때의 체중과 체형에 가까워진다.
- 가까이 있는 마트나 편의점에 있는 식재료로 쉽게 만들 수 있다.
- 가족 모두에게 이롭다.

이러한 로카보의 장점에 대해서는 뒤에서 차례대로 서술하기로 하고, 여기서는 항간에 떠도는, 건강에 좋다는 무수히 많은 식사법들을 과연 신뢰할 수 있는지(장점과의 인과관계를 증명할 수 있는지) 판단할 때는 과학적 근거의 수준을 생각해봐야 한다는 점을 말하고자 한다.

이 책에서는 로카보의 장점을 의학 정보, 이른바 '과학적 근거'에 기초하여 다룰 것이다. **'과학적 근거'라고 간단히 표**

현하기는 했지만, 개별적 임상 연구의 신뢰도(얼마나 강한 인과관계를 나타내는가) 수준에는 차이가 있음을 알아야 한다.

가장 높은 수준은 '무작위 대조 임상시험'이다. 이후 '코호트 연구(추적 관찰 연구)', '비무작위 대조군 연구 및 증례·대조 연구', '증례 보고' 순으로 이어진다.

또한 이보다 더 아래로 동물 실험부터 세포·분자 수준의 실험 연구까지 다양한 수준이 있지만, 동물 실험이나 세포·분자 수준의 실험 연구에서 임상 판단(예를 들어 인간에게 어떤 식사법이 이로운가에 대한 판단)은 허용되지 않는다. 이와 마찬가지로, 사람을 대상으로 한 임상시험도 판단 근거로 삼아도 되는지에 대한 신뢰도의 수준이 있다.

각 수준에 대한 상세한 설명은 하지 않을 것이다. 그러나 인터넷 등지에는 '과학적 근거가 있다'면서 실제로는 근거의 신뢰도가 낮은(코호트 연구 이하의 단계는 인과관계가 있는지를 검증할 수 없으므로 근거가 희박하다고 볼 수 있다) 정보에 기초한 자료들이 있다. '편차'와 '교란 인자'라고 불리는 요소에 좌우되지 않고 인과관계를 직접 확인할 수 있는 연구는 무작위 대조 임상시험뿐이다.

이 책은 기본적으로 '무작위 대조 임상시험'의 결과가 있는 정보들을 토대로 서술했다. 그렇지 않은 부분은 추적 관찰 연구를 토대로 했는지, 동물 실험을 토대로 했는지를 명확히 밝혀두었다. 필자가 제시한 정보라도, 이 점을 고려해 읽기를 바란다.

의료종사자가 이러한 근거의 수준을 잘 이해하지 못하고 정보를 제공하는 사례도 볼 수 있다. 이러한 정보의 신뢰도를 판단하는 능력을 '리터러시'라고 한다. 의학 정보에 대한 리터러시를 높여 쓸모없는 정보에 휘둘리지 않기를 바란다. 그런 사례를 보면 이 책처럼 과학적 근거에 입각했는지를 독자 여러분의 눈으로 잘 판단하면 좋겠다.

이 책을 통해 독자들이 당질 피로에 대해 정확히 알고, 의학 정보에 대한 리터러시를 높였으면 하는 것이 필자의 바람이다.

그러면 이제 정의에서부터 시작해 당질 피로가 무엇인지 알아보고, 당질 피로를 해소하여 가벼운 몸과 마음으로 인생을 맘껏 즐기고 미래의 건강 또한 대비하도록 하자.

당질 피로란?

식후 고혈당 및 혈당 스파이크로 인해

① 식후에 졸음이 밀려오고, 나른하고, 먹은 양에 비해 바로 배가 고프고, 집중력이 떨어지고, 안절부절못한다고 자각하는 상태.

② 본인은 자각하지 못하나 주위 사람에게서 ①의 증상을 지적받는 상태.

또는

③ 직접 식후 혈당치를 측정했을 때 140mg/dl 이상인 상태.

차례

프롤로그 가속노화는 당질 피로에서 시작된다!

점심 먹고 졸리면 당질 피로를 의심하라 ——— 011
오늘의 활력과 미래의 건강을 위협하는 당질 피로 • 011
식후 고혈당과 혈당 스파이크를 일으키는 주범 • 013
발병까지는 10년도 안 남았다? • 015
뱃살과 질병을 없애는 간단하고 맛있는 식사법 • 016
과학적으로 증명된 최신 의학이 반영된 식사 • 018

1장 밥만 바꿔도 뱃살과 질병 없이 살 수 있다

아침 식사가 잘못됐습니다 ——— 031
지금 당장 건강 습관을 바꿔야 한다 • 031
아침에 과일을 먹으면 안 되는 이유 • 033

아침엔 뭘 먹어도 괜찮다는 거짓말	• 036
매일 아침, 스무디만 마셔도 될까?	• 039
밀가루를 쌀이나 통밀로 바꾼다면?	• 040
저지방 가당 요구르트는 괜찮을까?	• 043
아침을 거르는 사람 vs 하루 세 끼 먹는 사람	• 045

혈당 스파이크를 부르는 점심 식사 습관 —— 047

당질 피로를 부추기는 점심 식사	• 047
'메밀국수는 괜찮겠지'라는 착각	• 049
건강의 대명사 '닭가슴살'의 함정	• 052

노화를 부르는 뜻밖의 '건강식' —— 054

건강한 이미지의 '일식'에 숨은 당질	• 054
돈가스 건강하게 먹으려면	• 055
먹는 순서부터 바꿔라	• 058

잘못 알고 있는 음료의 진실 —— 061

과즙 100% 유기농 오렌지주스, 아이에게 괜찮을까?	• 061
일사병 예방에 스포츠 음료가 도움이 될까?	• 062
피로 회복제 에너지 음료는 몸에 좋을까?	• 064
유산균 음료는 장내 환경을 개선시킬까?	• 065

피부 노화의 주범, 당질 피로 — 067

이너 뷰티 음료의 실체 · 067
'16시간 공복 다이어트', '간헐적 단식'의 문제 · 070

지금 당장 운동 습관을 바꿔라 — 072

러닝도 방법에 따라 건강을 해친다 · 072
운동 전 바나나와 에너지 음료, 먹어야 좋다? · 075
보디빌더의 탄수화물 섭취, 몸에 이로울까 해로울까? · 077
프로 선수도 피해 갈 수 없는 당질 피로 · 080

2장 당질 피로가 무서운 진짜 이유

당질 피로는 왜 증가하는 걸까? — 085

간편하고 맛있는 식사의 함정 · 085
'균형 잡힌 식사'를 다시 세팅해야 할 때 · 087
단백질과 탄수화물은 어느 정도가 적당한가 · 090
서구화된 식습관이 질병의 원인이다? · 091

당질 피로, 방치하면 안 되는 이유 — 096

뱃살과 질병 없이 살려면 당질부터 잡아라 · 096
두 사람 중 한 명은 당질 피로를 겪고 있다 · 099

당뇨병, 암, 심장병, 뇌졸중으로 이어지는 대사증후군 도미노 • 101
20대도 안전하지 않다 • 105
당질 피로의 끝은 병원비 폭탄 • 109
대사증후군 도미노를 건드리지 말라 • 111

3장 비만, 당질 피로, 가속노화를 잡는 맛있는 식사법

당뇨병 전문의가 직접 경험한 당질 피로를 없애는 7가지 규칙 — 115

맛있는 음식을 배불리 먹으면서 살을 뺄 수 있다 • 115
지방의 역설, 지방을 줄이면 뱃살이 늘어난다 • 118
버터와 육류 지방은 얼마나 먹는 것이 좋은가 • 122
새롭게 밝혀진 콜레스테롤과 달걀의 상관관계 • 123
포만감이 쌀보다 오래가는 육류와 버터 • 125
마요네즈를 추가했더니 혈당이 극적으로 억제되었다! • 126

밥도 빵도 먹을 수 있다! 느슨한 당질 제한 — 129

당질 피로를 느끼는 사람에게 적절한 당질 양은? • 129
배불리 먹고도 살 안 찌는 식사법 • 132
영양 성분 표시는 이렇게 읽는다 • 134

햄버거도 달콤한 디저트도
먹을 수 있는 식사법 ──────── 136

패스트푸드도 OK! 당질 피로를 예방하는 식사법 • 136
술을 끊으면 혈당이 올라간다? • 139
스트레스 해소, 뇌 피로 회복, 포상을 위한 달콤한 것 • 143
혈당치를 올리지 않으면서 단것을 맘껏 즐기는 법 • 145
포만감을 제대로 느끼려면 이것을 먹어라 • 148
느슨한 당질 제한으로 자연스럽게 소금을 줄여라 • 150

누구나 쉽게 할 수 있는
로카보 생활 ──────── 152

단백질 섭취만으로도 근력 운동에 도움이 • 152
중성지방도 고혈압도 로카보 식단으로 개선 • 155
임신부가 조심해야 하는 칼로리 제한의 함정 • 156
중독성이 강한 과당으로부터 어떻게 우리 아이를 지킬까? • 160
치매 위험을 높이고 뼈 건강을 악화시키는 것 • 162
고혈당과 비만이 면역력을 떨어뜨리는 이유 • 166
식후 고혈당을 예방하면 유익한 장내 세균이 증가한다 • 168

4장 지금 바로 체크해보자! 나도 당질 피로?

나의 식후 혈당치를 알아두자 ——— 171
간편하게 식후 혈당치를 잴 수 있다 • 171
식후 혈당치와 체중(허리둘레)을 이용해 나의 유형을 알아낸다 • 175
나의 유형에 맞는 로카보를 실천하자! • 178

마치며 • 184
참고 문헌 • 187

1장

**밥만 바꿔도
뱃살과 질병 없이 살 수 있다**

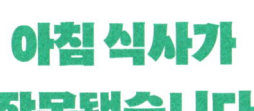

아침 식사가
잘못됐습니다

지금 당장
건강 습관을 바꿔야 한다

 2023년 5월, 세계보건기구가 코로나19로 인한 '국제공중보건위기상황' 선포를 해제한다고 발표했다. 중증 환자는 줄어들었지만, 안타깝게도 여전히 확진 판단을 받는 사람이 많을 때였다. 코로나19로 고통받은 몇 년 동안, 새삼 건강의 소중함을 깊이 인식하게 된 사람이 많을 것이다.

 면역 억제제를 투약 중인 사람, 당뇨병을 앓고 있는 사람은 코로나19에 감염되면 중증으로 진행될 가능성이 큰 고위험군으로 분류되었다. 당뇨병 전문의인 필자도 **당뇨병 같은 기저질환과 코로나19 중증도와의 연관성**에 대한 질문을 자주 받았다.

정확한 메커니즘은 아직 완전히 밝혀지지 않았지만, 고혈당이 면역력을 저하시킨다는 사실은 잘 알려져 있다. 이에 대한 부분적인 설명은 존재하는데, **고혈당으로 인해 면역 관문**(면역체계의 공격 여부를 가르는 검문소 같은 개념. 혼조 다스쿠 박사가 발견하여 노벨 생리 의학상을 수상하였다)**의 발현이 증가하여 면역 반응을 억제한다**는 것이다.

당질 피로를 겪고 있는 사람은 이 기회에 건강한 생활 방식이 어떤 것인지를 다시 한번 생각해보고, 혈당 변동이 얼마나 무서운지를 깨닫기 바란다. 이 장에서 소개하는 바람직하지 않은 생활 방식을 고수하다가 식후 고혈당(이것이 바로 당질 피로이다)이 발생하고, 이로 인해 면역력까지 저하된 것은 아닌지 확인해보자.

아침에 과일을 먹으면
안 되는 이유

'아침에 먹는 사과는 금'이라는 말이 있다. 아침 식사를 과일로 때우는 습관을 지닌 사람도 많을 것이고, 건강을 위해 과일이 들어간 스무디나 갓 짜낸 먹음직스러운 신선한 주스로 아침을 시작하는 사람도 있을 것이다. 그러나 식후 고혈당과 혈당 스파이크를 고려하면 이런 아침 메뉴는 결코 권장할 수 없다.

과일은 비타민과 식이섬유가 든 좋은 식품이지만, 이런 영양소는 채소를 통해서도 섭취할 수 있다. **문제는 과일에 과당을 비롯한 다른 당질이 풍부하게 들어 있다는 점이다.** '당도 ○%'라는 문구는 해당 과일 100g에 ○g의 당질이 포함되어 있음을 의미한다.

과일에 많이 들어 있는 과당은 체내에서 중성지방으로 바뀌어 비만이나 지방간을 유발하기 쉽고,[1] 혈당치를 낮추는 호르몬인 인슐린의 기능을 떨어뜨리는 것으로 보고되고 있다.[2] 과당이 많이 함유된 과일을 듬뿍 섭취하는 식습관은 장기적으로 볼 때 지방간, 이상지질혈증, 당뇨병으로 이어질 위험이 있다.

캘리포니아 대학교 내분비학과 교수인 로버트 러스티그 박사에 따르면, 과당은 체내 장기 중 간에서만 처리할 수 있다고 한다. 10~20%는 포도당으로 전환되고 나머지 80~90%는 과당인 상태로 처리되는데, 충분히 이용되지 않은 과당은 중성지방으로 바뀌어 혈액으로 방출되거나(이상지질혈증) 간에 달라붙게(지방간) 된다. 결국 몇 달 지나지 않아 간의 포도당 방출이 증가하여 혈당 수치가 나빠진다.[3]

그러나 식사 직후 혈당치를 측정하면 과당이 아니라 혈중 포도당 농도가 측정되기 때문에 직접적으로는 혈당치가 그리 올라가지 않는다(섭취한 과당의 10~20%에 불과). 따라서 과당이 많이 함유된 과일은 전반적으로 '혈당치를 잘 올리지 않는 식품(나중에 설명하겠지만 GI, 즉, '혈당 지수'가 낮은 음식)'이라고 불린다. 그러나 이것은 단기적인 현상이며, 결국에는 이상지질혈증이나 지방간뿐 아니라 고혈당을 유발한다. 아침에 과일을 먹는 것은 결코 건강한 습관이 아니다. 과일이 건강의 상징이 된 것은 과거 비타민 B_1 결핍에 따른 각기병의 영향이 아닐까 싶다. 오늘날에 과일을 너무 많이 먹는 것은 '금金을 먹는 것' 아니라 '금禁해야 할 식품을 먹는 것'이다.

또한 과당은 단백질에 결합하는 당화 반응(67쪽)을 포도당보다 일으키기 쉽고, 포도당이나 전분 같은 당질보다 심장병 등의 건강 문제를 더 많이 일으킨다.[4]

최근에는 비알코올성 지방간을 앓는 사람이 늘고 있으며, 중장년층뿐만 아니라 젊은 여성에게도 나타나는데, 필자는 이러한 현상의 주요 원인이 과당이라고 생각한다. TV에서는 케이크 뷔페에서 케이크뿐만 아니라 과일까지 접시에 산처럼 쌓아놓고 먹어 치우는 모습이 나오고는 한다. 그런데 과일에 들어 있는 과당은 케이크만큼이나 위험하다.

생체 리듬의 영향으로 이른 아침은 원래 '혈당치가 급격히 상승하기 쉬운' 시간대이다. 아침에 눈을 뜨자마자 단것을 먹는 일이 유행한 적이 있는데, 이는 혈당치가 올라가기 쉬운 아침에 달콤한 것으로 이중 혈당 폭격을 날리는 행위이다. 혈당치 급상승을 막으려면 아침에는 점심이나 저녁 식사 때보다 **'당질을 적게, 단백질과 지방을 충분히 섭취'하는 것이 바람직하다.**

과일을 완전히 먹지 말라는 것은 아니다. 로카보 식사법에서 허용하는 기호품의 당질 함유량은 하루에 최대 10g이다. 사과 1/4 쪽, 딸기 6개, 귤 1개 정도가 이에 해당한다.

아침엔 뭘 먹어도
괜찮다는 거짓말

앞에서 언급했듯이 이른 아침은 혈당치가 올라가기 쉬운 시간대이며, 아무것도 먹지 않았는데 저절로 혈당치가 올라가는 사람도 있다. 이를 '**새벽 현상**'이라고 한다.[5] '아침에는 뭘 먹어도 살이 찌지 않아', '어차피 당질을 먹을 거라면 아침이 낫지', '아침 식사로 혈당치를 올려 몸을 깨워야 해'라고 생각하는 사람도 있지만, 이는 식후 고혈당을 일으킬 위험을 상당히 높이는 행위이다.

건강하고 우아한 아침 식사인 듯 시리얼, 저지방 우유, 꿀을 먹는 것을 SNS에서 볼 때가 있다.

시리얼은 당질(전분)로 가득하고, 말린 과일이 들어 있다면 과당 또한 듬뿍 더해진다.

우유는 단백질과 지방을 함께 섭취할 수 있는 좋은 식품이지만, 저지방 제품을 선택하면 지방을 섭취할 수 없게 된다. 만약 과당이 듬뿍 들어 있는 꿀까지 넣으면 그야말로 고당질 식사를 하는 셈이다.

식후 고혈당과 혈당 스파이크를 예방하는 바람직한 아침

식사는 '저당질, 고단백, 고지방', 즉 당질을 적게 섭취하고 단백질과 지방을 충분히 섭취하는 것인데, 시리얼과 저지방 우유와 꿀로 구성된 메뉴는 정반대의 선택이다. 이런 식사를 지속하면 살이 찌기 쉽고, 당질 피로와 비정상적인 혈당 수치를 초래할 위험성이 커진다.

필자의 집에서는 로카보를 실천하여 한 끼에 섭취하는 당질을 20g 이상 40g 이하로 의식적으로 조절하고 있다. 다만 필자도, 아내도 새벽 현상을 고려하여 아침 식사 때는 당질의 양을 최대 20g으로 제한한다.

단백질과 지방은 충분히 섭취하는데, **아침에 단백질과 지방을 충분히 섭취해두면 혈당치 상승을 온종일 막아주고 소비 에너지가 증가하기 때문이다.**[6]

필자 또한 당질 피로를 느낀 적이 있다. 점심을 먹은 뒤 외래진료가 시작되면 졸음이 무섭게 밀려와 집중력이 흐려진 적이 한두 번이 아니었다. 지금은 로카보를 실천하는 덕분에 그런 걱정은 할 필요가 없어졌다.

참고로, 필자의 집에서 먹는 휴일 아침 식사 메뉴는 다음과 같다.

- 치즈가 듬뿍 들어간 오믈렛(1인분에 달걀 3개 사용)
- 참치 통조림이 들어간 샐러드(올리브유 듬뿍 뿌려서)
- 밀기울 빵(버터는 듬뿍)
- 무가당 고지방 요구르트(인공감미료를 추가하여 섞어준다)
- 견과류
- 생크림을 넣은 커피

    필자의 가족은 모두 버터와 올리브유를 무척 좋아하기 때문에, 살짝 호사를 부려 맛있는 것을 골라 먹는다. 올리브유 등의 맛있는 기름은 식사를 훨씬 더 만족스럽게 만들어주어 아침부터 기분도 좋아진다.

    양에 덜 차게 먹어야 건강에 좋다고 생각하는 사람들은 이 식단을 보고 너무 많이 먹는 것 아니냐, 지방을 너무 많이 섭취하는 것 아니냐며 걱정할 수도 있지만 염려하지 않아도 된다. 이런 식습관으로 인해 내장지방이 증가하거나 혈중 콜레스테롤 수치가 급증하는 일은 없다. 반대로 혈당치와 중성지방 수치가 낮아져서 식곤증이 사라지고 활력이 솟는다.

    지방과 칼로리 섭취량에 관한 오해는 다음 장에서부터 자세히 다룰 것이다. 결론부터 먼저 말하자면 현시점에서 세계적인 의학적 관점에 비추어볼 때, 적어도 당질 피로를 느끼는 사람이라면 '지방과 칼로리를 아무리 많이 섭취해도 과다 섭취라고 볼 수 없다'.

매일 아침, 스무디만 마셔도 될까?

바쁜 아침에는 건강과 미용을 챙기고자 스무디를 먹는 사람이 많은 듯하다. **스무디 자체가 나쁘지는 않지만, 오로지 과일과 채소만 먹는 것은 당질 피로를 유발하는 최악의 아침 식사이다.**

스무디 안에 든 과당에 대해서는 앞에서 언급했기 때문에 여기서는 생략하겠지만, 스무디에는 단백질과 지방이 절대적으로 부족하다. 아침 식사는 중요한 만큼, 의식적으로 '당질은 조금, 단백질과 지방은 충분히' 섭취하자.

아침에는 너무 바빠서 이것저것 챙길 여유가 없는 사람은 삶은 달걀, 치즈, 견과류를 상비해두면 좋다. 시간에 여유가 있는 사람은 샐러드 위에 참치 통조림을 얹어 먹거나(기호에 따라 마요네즈나 올리브유 등 좋아하는 드레싱을 양껏 뿌려도 된다), 베이컨을 넣어 계란말이를 하거나, 버터와 치즈를 듬뿍 넣어 오믈렛을 만들어 먹으면 좋다.

이렇게 당질은 줄이고 단백질과 지방은 충분히 섭취했다면 마지막에 좋아하는 스무디를 마시자. 이야말로 식후 고혈당(당질 피로)을 유발하지 않으면서도 안심하고 즐길 수 있는 최고의 아침 식사다.

어째서 단백질과 지방을 충분히 섭취하는 것이 중요한지는 뒤에서 다시 알아보도록 하자.

밀가루를 쌀이나 통밀로 바꾼다면?

요즘 들어 집에서 직접 빵을 구울 수 있는 가전제품이 많은 인기를 얻고 있다. 아침마다 본인이 직접 구운, 김이 모락모락 나는 빵을 즐기는 사람도 많을 것이다. 건강을 생각해 밀가루는 전혀 사용하지 않고, 쌀가루나 메밀가루를 사용하는 사람도 느는 듯하다. 글루텐을 고려한 행동이다.

서양인 중에서 글루텐(밀 단백질의 일종) 알레르기가 있는 사람의 비율이 높은 것은 사실이며, 밀가루를 글루텐이 들어 있지 않은 쌀가루와 메밀가루로 대체했더니 컨디션이 좋아졌다고 말하는 사람도 있다. 테니스 선수 노바크 조코비치가 식단에서 글루텐을 뺌으로써 경기력이 향상된 일화는 유명하다.

그러나 글루텐 알레르기가 없는 사람은 식단에서 글루텐을 빼더라도 별다른 이점이 없다.[7]

또한 밀가루는 무조건 통밀의 형태로만 먹는 사람도 있다. 하지만 통밀 가루는 밀의 껍질과 배아, 배젖을 전부 가루로 만든 것으로, 정제된 밀가루보다 식이섬유와 비타민, 미네랄은 풍부하지만 당질 함유량이 낮지는 않다. 통밀 가루, 쌀가루, 메밀가루, 잡곡도 당질이 많이 함유된 식품이라는 점에서는 정제된 밀가루와 다를 바가 없다. **식후 고혈당(당질 피로)을 유발한다는 점에서, 밀가루, 쌀가루, 메밀가루, 통밀가루의 차이는 전혀 없다.**

참고로 '당질' 또는 '이용 가능한 탄수화물'이란 탄수화물 중에서 식이섬유를 제외한 부분을 말한다. 엄밀히 따지면 '당질'과 '이용 가능한 탄수화물'의 정의는 약간 다르지만, 이 책에서는 편의상 모두 '당질'이라는 용어로 통일해 쓰기로 한다.

'식품 성분 데이터베이스'에 따르면, 밀가루나 쌀가루로 만든 빵의 당질 함유량은 다음과 같다(한국 식품영양성분 데이터베이스 https://various.foodsafetykorea.go.kr).

- 밀가루로 만든 롤빵 50g의 당질 함유량: 22.9g
- 통밀빵 50g의 당질 함유량: 21g
- 쌀가루 빵 50g의 당질 함유량: 25.4g

이 수치만 보더라도 당질 피로 예방이란 관점에서 본다면, 이것들을 굳이 구별해서 먹을 필요가 없다는 사실을 알 수 있다.

최근 판매되는 저당질 빵은 밀기울이나 쌀겨, 대두를 사용해 만든다. 밀기울은 밀의 표피를 가루로 만든 것으로, 배아가 들어 있지 않다. 쌀겨는 쌀의 표피 부분을 말하며, 최근에는 이 쌀겨를 사용한 빵도 상품화되고 있다. 또한 레스토랑 중에는 콩가루를 사용하여 빵을 만드는 곳도 있다.

필자의 집에서 즐겨 먹는 밀기울 빵을 예로 들면, 충분히 만족할 만한 한 끼분(예: 아침 식사로 밀기울 식빵 2장/약 75g)에

11g가량의 당질이 들어 있다. 일반적으로 유통되는 식빵과 비교해보면 당질을 약 60% 줄일 수 있는 것이다.

  일반적인 빵을 먹고 싶을 때는 8장이나 12장으로 얇게 자른 슬라이스 식빵을 먹고, 빵이 안 보일 정도로 버터를 많이 바르거나 뚝뚝 떨어질 정도로 올리브유를 듬뿍 찍어 먹는다. 맘껏 맛을 즐기면서도 혈당치 상승은 억제하는 효과를 누리는 것이다. 나중에 설명하겠지만, **지방(단백질도 마찬가지)은 식후 고혈당을 예방해주는 믿음직한 아군이다.**

  메밀가루 또한 당질 함유량이 많으므로 밀가루와 마찬가지로 혈당치를 높인다. 메밀에 대해서는 나중에('메밀국수는 괜찮겠지'라는 착각) 다루기로 하겠다.

저지방 가당 요구르트는 괜찮을까?

  아침 식사로 요구르트를 먹는 사람도 많다. 우유와 마찬가지로 요즘은 저지방임을 내세우는 제품이 많으며, 대부분 설탕이나 과일이 첨가되어 있다.

아침에 요구르트를 먹으면 쉽게 단백질을 섭취할 수 있고, 요구르트는 발효식품으로서 장내 환경에 긍정적인 영향을 기대할 수 있으므로 아침 식사 메뉴에 포함하는 것은 좋다. 필자도 거의 매일 요구르트를 먹는다. 다만, 저지방 요구르트를 먹는 것은 여러 면에서 아쉽다.

필자는 지방 함량이 높으면서 설탕과 과일이 첨가되지 않은 요구르트를 고집한다. 그런 것들이 든 요구르트를 먹으면 당질을 많이 섭취하게 되어 혈당치가 급격히 상승할 수 있으며, 더 나아가 중성지방 수치도 상승하기 쉬워진다.

요구르트는 원래 우유일 때 100ml당 5g 정도의 당질(유당 등)을 함유하고 있다. 여기에 설탕이나 과일을 일부러 첨가하면 식후 고혈당으로 장내 환경이 나빠질 수 있다. 발효식품을 섭취하는 의미가 사라지는 것이다.

당분 함량을 낮췄다고 주장하는 제품들 역시 단순히 설탕의 양이 적은 것에 불과한 경우가 많다. 저당 요구르트가 보이면 정말 당질 함유량이 일반 요구르트보다 낮은지, 아니면 단순히 설탕의 양만 적을 뿐 당질 함유량은 오히려 일반 요구르트보다도 높은 것은 아닌지 영양 성분표를 꼼꼼히 살펴보도록 하자.

아침을 거르는 사람 vs 하루 세 끼 먹는 사람

아침을 거르는 젊은이들이 많다는 사실이 문제가 되고 있다. 칼로리의 양을 조절하여 건강과 체중을 관리하려는 사람은 별일 아니라고 느낄 수도 있다. **그러나 건강과 체중을 생각한다면 섭취하는 칼로리의 양보다 식후 고혈당에 신경 써야 한다. 이러한 점을 고려해서 살펴보면 아침 식사는 거르지 않는 것이 좋다.**

하루에 세 끼를 꼬박꼬박 먹은 그룹, 아침을 먹지 않은 그룹, 아침과 점심을 먹지 않은 그룹의 혈당치 변동 양상을 비교한 연구에 따르면, 세 끼를 모두 먹은 그룹의 혈당치가 가장 안정적이라고 한다.[8]

반면 세 끼 중 어느 한 끼라도 거르면 다음 끼니 이후의 혈당치가 급격히 상승했다. 즉, 아침을 거르면 점심 식사 후에 식후 고혈당(오후의 당질 피로)이 찾아온다.

아침에만 당질을 적게 섭취하게끔 식단과 조리법을 바꾼 그룹이 지방을 줄인 식사를 한 그룹보다 일일 혈당 변동이 안정적이었다는 연구 결과도 있다.[9] 또한 해당 실험에서 아침에만 연구진의 지도대로 식사를 하고 그 외의 식사는 자유롭게 하도록 한 뒤 일일 칼로리 섭취량을 측정하자, 당질을 줄인 그룹이 더 나은 결과를 보였다. 특히 점심 식사 시 칼로리 섭취량에서 차이가 났다. 아침 식사 때는 당질을 줄인 그룹과 지방을 줄인 그룹 모두 같은 칼로리를 섭취하였으므로, 이 차이는 **아침 식사로 단백질과 지방을 듬뿍 섭취하면 포만감이 오래 유지되어 점심 식사 때는 자연스럽게 칼로리 섭취가 줄어들기** 때문에 생긴 것이다.

이러한 원리에 대해서는 3장에서 자세히 설명하겠지만, 결론부터 말하자면 아침에는 단백질과 지방이 풍부하게 들어간 음식을 먹고 당질은 가볍게 섭취해야 한다. 이렇게 함으로써 하루의 당질 피로를 없애는 습관을 들일 수 있다.

혈당 스파이크를 부르는
점심 식사 습관

당질 피로를 부추기는
점심 식사

과거(당질 제한이라는 개념이 아직 과학적으로 충분히 증명되지 않았으며 필자 자신도 칼로리 제한과 지방 제한을 신봉했던 시기)에 필자는 체중을 감량하려고 점심에는 주먹밥과 채소 주스, 혹은 판메밀(자루소바)과 면수를 메뉴로 선택하곤 했다. 또한 필자가 직접 먹어본 적은 없지만, 편의점 계산대 줄에서 주먹밥과 다이어트용 당면 컵라면을 든 사람도 자주 보았다.

과거의 필자를 포함하여 모두 진심으로 자신의 건강을 생각해 그리한 것이리라. 실은 역효과를 초래하는 선택을 한 줄도 모르고 말이다. 이러한 메뉴는 완벽히 **'당질 중복 섭취'** 에 해당하기 때문이다. '이중 탄수화물'이라고도 하는 듯한데, 식이섬유 또한 탄수화물에 해당하므로 필자는 '당질 중복 섭취'라는 용어를 사용하고자 한다.

주먹밥은 잡곡이나 현미 등이 전혀 들어 있지 않은 흰쌀밥으로 만들었으므로 영양소는 대부분 당질이다. 채소 주스도 마찬가지다. 판메밀과 면수의 영양소 또한 대부분 당질이다. 당면의 원재료는 녹두 전분 등으로, 함유한 영양소 역시 대부분 당질이다. 당면과 실곤약은 비슷해 보이지만 전혀 다르다(실곤약은 당질 함유량이 매우 낮은 식재료이다).

볶음밥과 라면 세트 역시 마찬가지다.

볶음밥과 라면 세트에는 단백질과 지방이 더 많으므로 '주먹밥과 채소 주스 세트'보다는 나을지 모른다. 그러나 당질을 중복해서 섭취한다는 점에서는 다를 바가 없고, 식후 고혈당(당질 피로)을 예방하는 강력한 제어 기능 또한 없다.

'메밀국수는 괜찮겠지'라는 착각

판메밀과 면수에는 당질이 많아 식후 고혈당을 유발한다고 말하면 놀라는 사람들이 많다. 메밀은 GI가 낮은 식품으로 유명하기 때문일 것이다.

GI란 Glycemic Index의 약자로, 혈당 지수를 의미한다. 식품에 들어 있는 탄수화물이 혈중 포도당의 양을 얼마나 증가시키는지를 나타내는 수치로, 포도당 50g을 섭취했을 때를 100으로 두고 표시한다. GI값이 낮을수록 혈당치를 높이는 속도가 더디다는 의미이고, GI값이 55 이하이면 혈당 지수가 낮은 식품으로 간주한다.

메밀은 GI가 54로, 주식(곡류)으로서는 분명 GI가 낮은 식재료이다.

그러나, ① 고당질 및 고 GI 식단, ② 고당질 및 저 GI 식단, ③ 저당질 및 고 GI 식단, ④ 저당질 및 저 GI 식단으로 나누어 혈당치 상승 정도를 살펴본 결과,[10] 혈당치가 가장 많이 상승한 것은 ① 고당질 및 고 GI 식단이었으며, 다음으로 혈당치가 가장 많이 상승한 것은 ② 고당질 및 저 GI 식단이었다. 반면 ③ 저당질 및 고 GI 식단, ④ 저당질 및 저 GI 식단 중에서는 ③의 혈당치 상승이 높았지만 그 차이는 미미했다.

즉 당질 섭취량이 많을 때는 GI가 높고 낮음에 의미가 있지만(혈당치 상승에 차이를 만듦), 저당질 식단을 선택하면 GI 수치에 상관없이 식후 고혈당을 억제할 수 있다는 것이다. 달리 말하면 **메밀은 GI가 낮은 식품이지만, 당질 섭취량이 많으면 혈당치를 올리게 된다.** 그런 의미에서 판메밀과 메밀 삶은 물을 같이 먹는 조합에는 커다란 문제가 있다.

만약 꼭 메밀국수를 먹고 싶다면 **단백질과 지방의 힘으로 혈당치 상승을 억제하는 방법을 추천한다.**

아침에 단백질과 지방을 충분히 섭취해두고, 점심에도 메밀국수를 먹기 전에 단백질이 풍부한 계란말이와 지방이 많이 함유된 드레싱을 뿌린 채소 샐러드를 먹어두면 어느 정도 식후 고혈당을 예방할 수 있다.[11][12][13] 점심 식사 뒤에 느꼈던 식곤증이 이러한 식습관을 통해 사라진다면 큰 성공을 거둔 것이다.

또한 **'마즙을 올린 메밀국수'는 건강에 좋은 이미지지만, 마는 당질이 많은 식재료이므로 역시 당질을 중복해서 섭취하는 셈이라는 점을 알아야 한다. 차라리 오리고기나 튀김을**

고명으로 얹은 메밀국수를 먹는 편이 낫다.

  GI가 낮은 식품을 먹고자 '흰색 식품(흰쌀, 정제한 설탕 등)'을 피하고 '검은 식품(현미, 정제하지 않은 흑설탕 등)'을 섭취하는 사람도 있다.

  검은색이나 갈색을 띠는 식품은 건강에 좋으니 조금 많이 먹어도 괜찮다고 생각하는 듯하다. 분명 식이섬유는 갈색 부분에 존재하는 경우가 많아 약간이나마 혈당치 상승을 억제할 수는 있을 것이다. 그러나 앞서 언급했듯 당질 함유량이 많으면 혈당치 상승을 억제하는 효과가 미약해진다.

  현미에는 백미에 없는 영양소가 들어 있으므로 쌀밥 대신 현미밥을 먹는 것은 좋다. 하지만 현미 또한 백미와 다를 바 없이 당질 함유량을 의식하며 먹어야 한다.

건강의 대명사 '닭가슴살'의 함정

책상에 앉아 닭가슴살을 한입 베어 먹는 것으로 점심을 해결하는 사람도 많다. 간편한 데다 고단백 식품이라는 점에서 꽤 괜찮아 보이는 점심 메뉴이다. 그러나 닭가슴살에는 **지방이 부족하다**는 함정이 숨어 있다.

단백질만 먹고 에너지는 충분히 공급하지 않으면 섭취한 단백질이 파괴되어 에너지로 쓰이게 되고 근육 등의 세포를 만드는 재료로는 사용되지 못한다.

에너지를 만들려고 분해된 단백질에서 생성된 '요소'라는 물질이 신장에 부담을 줄 수 있다고 우려하는 사람들도 있다. 걱정할 정도는 아니라는 논문도 있지만, 어쨌든 섭취한 단백질이 근육이나 내장의 신진대사에 사용될 수 없다는 부분은 아쉬운 대목이다.

더 중요한 점은, 단백질과 지방은 각각 독립적인 원리에 따라 식후 고혈당을 예방하고 조절한다는 것이다.[14][15]

지방을 적게 섭취하면 식후 고혈당(당질 피로) 예방은 닭가슴살에 들어 있는 단백질에 의존하게 되는데, 단백질이 지방의 역할까지 대신할 수는 없다. 만약 오후에 간식으로 과자를 먹는다면 지방을 섭취하지 않은 까닭에 당질 피로를 겪을 가능성도 있다.

사람들이 닭가슴살을 애용하는 것은 단백질을 에너지원으로 삼으려고가 아니라 몸을 만드는 재료로 삼고, 필요 이상의 칼로리 섭취로 살이 찌는 일은 피하고 싶기 때문일 것이다.

지방 섭취를 줄이면 당질을 줄일 때와 비교하여 칼로리 소비가 하루에 300kcal 정도 감소하므로 대사기능이 떨어져 체중 감량에는 도움이 안 된다는 논문이 있다.[16] 그러니 안심하고 지방을 섭취하자.

그리고 닭가슴살을 먹을 때에는 지방이 함유된 드레싱 등을 더해서 먹는 것을 잊지 않도록 하자.

노화를 부르는 뜻밖의 '건강식'

건강한 이미지의 '일식'에 숨은 당질

일식은 건강에 좋다는 인식이 있지만 실제로는 숨어 있는 당질이 많으므로 주의해야 한다.

그런 이미지는 일식이 칼로리가 낮고, 기름을 적게 사용하기 때문에 만들어진 듯하다. 육류의 지방이 신경 쓰여 고기의 어느 부위를 사용할지, 또는 콩고기로 대체해야 할지 고민하는 사람도 있을 것이다. 그러나 정작 주의를 기울여야 할 당질 함유량에는 별다른 신경을 쓰지 않으면 칼로리와 지방은 적고 당질은 많은 전형적인 식후 고혈당 식단, 즉 당질 피로를 유발하는 식단을 만드는 실수를 저지를 위험성이 있다.

흰 설탕 1큰술에는 7.9g, 맛술 1큰술에는 7.8g의 당질이 함유되어 있다. 주먹밥(오니기리) 한 개의 당질 함유량은 약 40g이므로, 설탕이나 맛술 등의 조미료가 들어간 반찬을 먹으면 그만큼 당질을 추가로 섭취하는 셈이고, 여기다 주식을 더 먹게 되면 쉽게 당질 과다로 이어진다.

더욱이 외식을 하면 조미료를 얼마큼 사용했는지 확인할 방법이 없으므로 섭취한 당질 함유량을 파악하는 것은 불가능하다. 따라서 먹을 때 단맛이 많이 느껴지지 않는 음식도 당질 피로를 유발할 가능성이 있다는 점을 의식해야 한다.

돈가스를 건강하게 먹으려면

돈가스는 모두가 좋아하는 메뉴이지만, 기름에 튀기기에 꺼리는 사람이 많을 것이다. 튀기면 지방을 섭취하게 되므로 지방이 많은 등심 부위를 피하고 안심으로 대체하는 사람도 많다. 그러나 앞에서 언급한 바와 같이 **지방은 혈당치 상승을 억제해준다.**[15]

문제는 기름이 아니라 돈가스의 튀김옷(빵가루. 돈가스 한 장의 튀김옷에는 당질 20~30g 포함)과 돈가스 소스(1큰술에 당질 5.6g)에 함유된 당질이다. 필자도 학생 때는 리필이 자유로운 양배추에 돈가스 소스를 듬뿍 뿌려 먹었는데, 생각해보면 이중으로 당질을 섭취한 꼴이다.

돈가스를 즐길 거라면 안심이든 등심이든 부위는 신경 쓰지 않아도 된다. 어쩌면 지방이 많은 등심 쪽이 더 나을 수도 있다. 곁들여 나오는 쌀밥의 양을 조금 줄이고, 간 무를 넣은 간장 소스나 레몬 소금으로 돈가스 소스를 대체하면 좋다.

또한 철판에 둘러앉아 즐기는 요리인 오코노미야키를 먹을 때도 삼겹살이나 마요네즈는 문제가 되지 않는다. 오히려 당질 함유량이 높은 오코노미야키 가루 그 자체와 위에 뿌리는 소스가 문제이다.

오코노미야키 소스를 1큰술(당질 7.1g) 뿌려서는 성에 차지 않아 그 이상을 뿌리는 사람이 많을 것이다. **그러나 소스보다 마요네즈를 메인으로 바르고, 삼겹살을 많이 올려서 굽**

는 것이 좋다.

　밀가루 대신 마를 사용하여 건강하다고 강조하는 조리법도 있지만, 마도 감자류의 채소로 당질 함유량이 많으므로 주의해야 한다.

　또한 모두가 좋아하는 카레라이스도, 밥의 양만 신경 쓰거나 재료로 들어가는 감자에 함유된 당질만 신경 쓰는 사람이 많다. 그러나 흔히 볼 수 있는 카레 베이스는 밀가루 같은 당질이 풍부한 재료를 사용하여 걸쭉함을 더한다. 예를 들어 시판하는 고형 카레 한 조각에 든 당질의 양은 7.6g 정도이다. 결국, **카레라이스를 먹는 것은 '당질 중복 섭취'를 넘어 '당질 삼중 섭취'를 하는 꼴이 될 수 있으므로 주의해야 한다.**

　다행히 일부 카레라이스 전문점은 흰쌀밥을 콜리플라워로 대체하여 당질 함유량을 줄이기도 한다. 먹고 싶은 것을 건강을 위해 꾹 참기보다는, 이처럼 다양한 방법을 모색하여 건강한 식습관을 갖는 것이 중요하다.

　탕수육이나 팔보채 등의 각종 요리도 걸쭉하게 만들려고 녹말가루를 사용한다. 마찬가지로 고마두후(참깨 가루를 굳혀 두부처럼 만든 요리)에도 칡가루를 넣어 점성을 더한다. 녹말가루와 칡가루는 둘 다 녹말이므로 당질 덩어리라 할 수 있다. 당질 함유량을 계산할 때는 이와 같은 전분도 포함하는 것을 잊지 말자.

먹는 순서부터 바꿔라

밥과 반찬, 국을 순서대로, 골고루 먹는 식사법은 예절에도 맞고, 소화도 잘되고 영양 균형도 잡기 쉬운 식사 방식으로 여겨지고는 한다. 그런데 최근에는 혈당 흡수를 늦추고자 식사 첫 단계에 채소를 먼저 먹는[12] 사람이 늘고 있는 것 같다.

먹는 순서는 분명 혈당치 상승에 영향을 미친다. **당질 피로를 해소하려면** 순서를 정해서 골고루 먹거나 채소를 먼저 먹기보다는 **당질이 많이 든 음식을 마지막에 먹는 것**이 좋다.

당질 함유량이 많은 밥이나 빵 등은 아무리 빨라도 식사를 시작하고 나서 20분이 지난 뒤에 먹기를 추천한다.

먹는 순서에 따라 혈당치 상승을 억제할 수 있다는 사실을 처음 보고한 논문에 따르면 '밥→채소'와 '채소→밥'을 비교했을 때 '채소→밥'으로 먹는 것이 혈당치 상승을 억제한다.[12] 이러한 사실을 바탕으로 채소를 먼저 먹는 식사법이 탄생했는데, 이후, '밥→육류', '육류→밥', '생선→밥'의 순서를 비교해 조사한 결과, '육류→밥'과 '생선→밥'은 혈당치 상승을 균등하게 억제하는 것으로 나타났다.[13]

'채소→밥'과 '육류→밥'을 비교하는 연구는 아직 이루어지지 않았다. 연구 결과에서 알 수 있는 사실은 **채소, 육류, 생선 중에서 어느 것을 제일 먼저 먹을지는 신경 쓰지 않아도 되고 밥을 마지막에 먹는 것이 중요하다**는 점이다. 반드시 채소를 먼저 먹어야 할 필요는 없으며, 육류를 먼저 먹어도 되고 생선을 먼저 먹어도 된다.

또한 당질을 먼저 섭취할 때, 마지막에 섭취할 때, 순서를 정해서 골고루 먹을 때를 대상으로 혈당치의 변동 양상을 조사해 분석했더니,[17] 당질을 마지막에 섭취한 사람들만이 혈당치 변동이 완만하여 식전, 식중, 식후 모든 단계에서 140mg/dl를 밑도는 수치를 보였다. 식후 고혈당은 발생하지 않았고 바람직한 혈당치가 유지되었다.

당질을 먼저 섭취하거나 순서를 정해 골고루 먹은 사람들은 식사 시작 후 약 30분 뒤에 혈당치가 140mg/dl을 넘었고, 60분 뒤 최고조에 달했을 때는 200mg/dl에 육박하는 사람도 있었다. 그리고 반작용으로 혈당치가 급강하하여, 3시간 뒤에는 당질을 마지막에 먹은 사람보다 낮았다. 혈당 스파이크가 발생한 것이다.

이러한 혈당치의 변동은 단백질과 지방을 섭취함으로써 분비되는 '인크레틴'이라는 호르몬이 혈당치 상승 억제 작용을 한다는 사실과 관련이 있다.

인크레틴에 대해서는 뒤에서 설명할 것이다. 여기서는 당질만이 유일하게 **혈당치를 높인다**는 점을 알고 가자. **단백질과 지방을 먼저 섭취하면 당질이 들어올 때쯤에는 인크레틴이 작용하기 시작한다.**

인크레틴은 식사 시작 후 20~30분 뒤에 분비되는 것으로 추정된다. 그러므로 빨리 먹는 습관은 버려야 하며, **당질은 아무리 빨라도 식사를 시작하고 나서 20분이 지난 뒤에 섭취**해야 한다는 것이다.

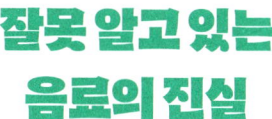

잘못 알고 있는 음료의 진실

과즙 100% 유기농 오렌지주스, 아이에게 괜찮을까?

건강에 좋다고 생각하고 아이에게 과즙 100% 주스를 주는 부모님들이 꽤 있다. 간식으로 약간만 준다면 괜찮겠지만(다음 식사에 영향을 주지 않을 정도로만 줄 것이므로) 건강에 유익하다고 믿고 100% 과일 주스를 무턱대고 마음껏 마시게 하는 행동에는 찬성하지 않는다.

이 장의 가장 앞부분(33쪽)에서 말한 바와 같이 **당질 중에서도 과당은 특히 섭취를 자제해야 한다.** 유기농이든 무첨가

든 100% 오렌지주스에는 과당이 잔뜩 들어 있다. 아이가 살찌는(체지방 증가) 데는 도움이 되겠지만, 건강한 신체(내장과 근육)를 만드는 데는 도움이 되지 않는다.[18]

또한 유기농 주스에는 들어 있지 않지만, 대부분의 주스에 들어 있는 액상 과당은 과당 덩어리이다. 관련 연구에 따르면 액상 과당의 사용 증가와 비만(소아비만 포함) 및 당뇨병(소아당뇨 포함)의 발병률 증가 사이에는 관계가 있는 것으로 나타났다.[19,20]

또한 동물 실험이기는 하나, 과당을 많이 섭취하면 불안을 느낄 때 취하는 행동이 증가하는 것으로 나타났다.[21]

아이에게 줄 주스를 비롯한 간식을 고를 때는 영양 성분 표시를 꼼꼼히 살펴보고, 상품의 광고 문구가 아니라 영양 성분을 기준으로 선택해야 한다는 점을 항상 염두에 두자.

일사병 예방에 스포츠 음료가 도움이 될까?

여름에는 일사병과 열사병, 탈수 현상을 예방하고자 수분을 충분히 섭취하는 것이 권장된다. 수분(또는 미네랄) 보충은 중요하다. 그러나 수분을 위해 스포츠 음료를 마시는 것은 피해야 한다.

10여 년 전, 섭씨 35도를 넘는 불볕더위가 시작될 무렵이면 일사병과 열사병에 걸린 노인들이 혈당치가 1,000mg/dl을 넘어 의식을 잃은 상태로 병원 응급실로 이송되는 일이 허다했다.

처음에는 너무 더워서 그렇다고 생각했는데 아무래도 혈당치가 너무 높았다. 치료를 받고 의식을 되찾은 환자들에게 자초지종을 물었더니 모두들 스포츠 음료를 마셨다고 했다. 그중에는 마시면 마실수록 갈증이 심해져 반나절 만에 2L짜리 페트병을 통째로 비운 사람도 있었다.

스포츠 음료에는 500ml당 31g 정도의 당질이 들어 있다. 달리 표현하면, 스포츠 음료의 포도당 농도는 6,200mg/dl이다. 혈당치는 약 100mg/dl이므로 농도 차이가 어마어마하다. 흘린 땀을 대신하여 수분을 보충하고자 스포츠 음료를 계속 마시면 자신도 모르는 사이에(정확하게는 고혈당으로 인해 의식을 잃게 되어 알지 못하는 사이에) 혈당치가 상승하여 탈수 상태가 된다. **이러한 상태를 '페트병 증후군'이라고 하며,**[22]

탄산음료와 마찬가지로 스포츠 음료도 의료계에서는 공포의 대상이다.

일사병과 열사병, 탈수 현상을 예방하려면(된장국이나 채소 절임만으로도 염분을 충분히 섭취할 수 있으므로) 다른 것이 첨가되지 않은 순수한 물을 충분히 마셔서 수분을 보충하는 것이 가장 좋은 방법이다.

피로 회복제 에너지 음료는 몸에 좋을까?

노인들이 일사병 등을 예방하려고 스포츠 음료를 마시는 것과 마찬가지로, 젊은이들은 활력을 높이고자 습관적으로 에너지 음료를 마시는 경향이 있다.

일반적으로 에너지 음료에 들어 있는 당질 함유량은 250ml당 27g이다. 업무를 시작하기 전에 활력을 얻기 위하여 에너지 음료를 마시면 직후에는 약간 각성되는 느낌을 받겠지만, 결국에는 식후 고혈당 증상이 나타나고 당질 피로를 유발하는 결과로 이어진다.

에너지 음료의 효력이 다했다는 생각이 드는 순간, 무의식적으로 한 병 더 마시고 싶을 것이다. **에너지 음료를 마시고 나서 당장은 활력이 넘치는 것 같지만 얼마 못 가 다시 사그라든 느낌이 든다면, 그게 바로 당질 피로다.**

당질 피로가 있는 사람이 습관처럼 에너지 음료를 마시면 단순히 활력이 저하되는 것에 그치지 않고 질병을 불러오는 결과로 이어질 수도 있다.

유산균 음료는 장내 환경을 개선시킬까?

장내 환경을 개선하려고 아침에 유산균 음료를 마시는 사람은 전에도 있었지만 최근에는 수면의 질을 높이고자 잠자리에 들기 전에 마시는 사람도 있는 듯하다.

그러나 보고에 따르면 **식사 후 혈당치가 높아지면 장내 환경이 악화된다.**[23] 장내 환경을 개선해야 할 음료가 오히려 악화시키는 안타까운 일이 벌어지는 것이다. 또한 혈당치가 급격하게 오르내리면 몸이 피곤해져서(당질 피로가 유발되었으므로) 졸음이 밀려올 수도 있다. 깊게 잘 잔 것 같지만 실은 혈관이 손상되었을 가능성도 있다.

    재차 강조하지만 반드시 영양 성분 표시를 확인하는 습관을 들여야 한다. 당질과 탄수화물이 분리되어 있다면 당질 함유량을 참고하면 되고, 탄수화물만 기재되어 있다면 탄수화물 함량이 당질 함유량과 거의 같다고 생각하면 된다. 참고로 수면의 질을 높여준다고 주장하는 유산균 음료 한 병(약 200ml)에는 14~27g 정도의 당질이 함유되어 있다. 각설탕 3~5개에 해당하는 양이다.

피부 노화의 주범, 당질 피로

이너 뷰티 음료의 실체

  이 책에서 필자는 식후 고혈당과 혈당 스파이크로 발생하는 피로감을 당질 피로라고 정의하고, 이로 인해 활력이 떨어지지 않도록 주의해야 한다고 여러 차례 당부하고 있다. 그런데 당질 피로는 미용에도 영향을 미친다.

  피부에는 콜라겐 섬유라고 불리는 단백질이 있으며, 알려진 바에 따르면 이 물질은 피부를 탱탱하고 탄력 있게 만들어준다. **그런데 혈당치가 높아지면, 단백질에 산소 반응(생체 본연의 작용)이 아닌 형태로 포도당이 결합한다.** 이러한 반응을 가리켜 '당화 반응'이라고 한다. 당화된 단백질은 최종 당화 산물AGEs이라 불리는 물질을 생성하고, 이로 인해 단백질은 기능이 저하되거나 구조적으로 약해지게 된다. 이것을 '당 독소'라고 부르는 사람도 있다. 콜라겐 또한 당화 반응의 목표물로, 구조가 비정상적으로 변한다. 당화된 콜라겐은 AGEs로 인해 교차결합과 단편화를 유발하고, 그 결과 피부의 주름이 늘고 노화가 촉진된다.[24]

피부가 거칠어지는 것을 개선하고 피부 노화를 예방하고자 마시는 이너 뷰티 제품이 많이 판매되고 있다. 이러한 음료를 애용하는 사람은 당질 함유량과 영양 성분 표시를 반드시 확인해야 한다.

예를 들면 같은 콜라겐 타입의 음료라 해도 당질 함유량이 낮은 것부터 높은 것까지 종류가 무척 다양하다. 또한 마시는 미용 식초나 비타민 C 함유를 내세우는 제품도 있는데, 각설탕 4개 분량이 넘는 당질을 함유하고 있기도 한다. 예쁜 피부를 위해 마셨는데 당질이 많이 함유되어 있어 당질 피로는 물론이고 피부의 노화마저 초래한다면 참으로 슬플 것이다.

피부뿐만 아니라 뼈의 기초도 콜라겐이며, 모발의 기초도 케라틴이라는 단백질로 AGEs에 손상을 입는다. **피부색이 누르스름하고 칙칙해지고, 피부가 처지고, 주름이 생기고, 머리의 윤기가 사라지며 푸석해지고, 골밀도가 줄어드는 것은 모두 노화의 신호이다. 고혈당이 원인 중 하나이며, 그 전조 단계가 당질 피로임을 의식해야 한다.**

혈당 스파이크가 반복해서 일어나면 혈관 내에서 산화 스트레스가 발생한다.[25] 사람이 지닌 항산화력을 뛰어넘는 산화 스트레스가 더해지면 혈관 내벽이 손상되어 면역 반응에 이상이 생기고, 혈관 내부에 미세 염증이 생기는 원인이 된다. 이러한 산화 스트레스 또한 전신의 노화를 가속한다.

또한 당 독소와 산화 스트레스는 서로를 악화시키는 부정적인 관계일 가능성이 있다. 결과적으로 이 두 개의 스트레스는 다양한 노화 현상과 질병의 원인으로 추정된다.

따라서 미용을 위해 관리를 할 때도 당질을 과도하게 함유하지 않은 제품, 혈당치를 올리지 않는 제품을 우선하여 선택해야 한다.

'16시간 공복 다이어트', '간헐적 단식'의 문제

수많은 다이어트 방법이 유행했다 사라진다. 그중 단식은 오래전부터 있어온 다이어트법인데, 당질 피로를 유발할 수 있어 상당히 우려스럽다.

앞에서 '아침을 거르는 사람 vs 하루 세 끼 먹는 사람'(45쪽)에서 설명한 것과 같은 이유로, 단식 후 첫 식사 때에는 혈당치가 급상승할 가능성이 매우 크다. **의도적으로 장시간 공복 상태를 유지했다면 이후 식사 때 섭취하는 당질의 양을 엄격하게 줄여야 한다.**

아무것도 먹지 않고 있다가 당질이 듬뿍 함유된 효소 주스를 마시는 단식원도 있다고 한다. 단식으로 근육을 깎아 먹고 공복에 당질만을 주입하여 혈당치 상승에 박차를 가하는 것이다. 객관적으로 보아도 신체를 망가뜨리는 행동이다.

효소는 단백질로 이루어져 있으며, 입을 통해 섭취하면 소화기관에서 소화(분해)되어 효소로서의 활성을 잃게 된다. 학술적으로 봤을 때 효소 주스를 먹는 것은 설명이 불가능한 행위다.

한편, 먹는 양(칼로리)을 제한하는 다이어트는 허기를 참기만 하면 되므로 간단한 반면, 몇 주만 지나도 힘이 들어 불 보듯 뻔히 요요 현상을 겪는다는 결점이 있다.[26]

애초에 섭취하는 칼로리(에너지의 양)를 정확하게 파악할 수 없으니 감각적으로 양에 덜 차게 먹으려고 노력할 뿐이다.[27] 오랜 시간 공복 상태를 견뎌 근육량만 줄이고 요요 현상으로 체지방은 다시 원상태로 돌아오니 역시 객관적으로는 신체를 망가뜨리는 방법일 뿐이다.

다이어트(체중의 적정화)를 목표로 한다면, 단백질과 지방을 제대로 섭취하여 기초대사량을 높여야 한다. 단백질과 지방을 활용하자. 당질은 식생활에 윤택함을 불어넣는 정도로 적정량만 섭취하자.

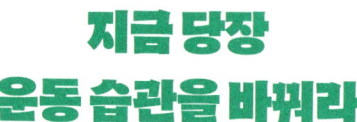

지금 당장 운동 습관을 바꿔라

러닝도 방법에 따라 건강을 해친다

 건강과 미용을 위해 러닝을 한다는 사람이 많다. 조깅 수준의 달리기에서 더 나아가 하프 마라톤, 풀코스 마라톤을 목표로 하는 사람도 있을 것이다. 그러나 잘못된 방법으로 달리기를 하면 당질 피로를 유발한다.

 '카보로딩'이라는 식사법이 있다. 마라톤 선수나 장거리 육상 선수 등이 시합 전에 대량의 당질을 섭취하여 근육 안에 있는 글리코겐의 양을 늘리고 지구력을 극대화하는 것을 목표로 삼는 방법이다.

그러나 카보로딩으로 경기력이 저하된 경험이 있는 운동선수도 상당히 많다. 일반적으로 그런 선수들은 경험을 바탕으로 **평소에 당질을 줄이고, 지방을 에너지로 쓸 수 있는 몸을 만들어 시합 중에도 지방을 태워 지구력을 올리는 '지방 적응'**[28]**이라는 식사법**을 택한다.

카보로딩이란 개념은 1967년에 발표된 한 논문, 즉 당질 섭취를 제한하면 근육 안에 있는 글리코겐의 양이 감소하고, 근육 안에 있는 글리코겐의 양은 탈진할 때까지 운동하는 데 걸리는 시간과 상관관계가 있다는 연구에 기반하고 있다.[29] 이 연구에서는 당질 제한 식단(고지방 식단)으로 전환한 직후에 근육 검사를 실시함으로써 우리 몸이 지방에 적응할 시간이 부족하다는 사실을 밝혀냈다. 일반적으로 이러한 적응, 즉 당질을 에너지원으로 사용하는 사람이 지방을 에너지로 사용할 수 있게 되려면 2~4주가 필요하다고 보고 있다.

그런데 탈진할 때까지 운동할 수 있는 시간과 근육 안에 있는 글리코겐의 양은 관계가 없으며, 저혈당이야말로 탈진을 결정짓는 요인이라고 주장하는 논문이 나중에 발표되었다.[30] 사실 1967년 논문의 연구 결과도 근육 안에 있는 글리코겐의 양이 아니라 저혈당이 운동 가능 시간을 결정한다고 해석될 여지가 있다.

또한 고당질 식사법(카보로딩)과 저당질 고지방 식사법(지방 적응)을 실천하는 운동선수의 근육 안에 있는 글리코겐의 양을 조사한 연구 결과를 보면 운동 전 근육 안에 있는 글리코겐의 양에는 차이가 없었다.[31] **카보로딩은 근육 안에 있는 글리코겐의 양과는 아무런 관계가 없는 것이다.**

그 후 선수들로 하여금 최대 산소 섭취량의 약 65%(중간 정도)에 해당하는 운동을 3시간 동안 하게 한 직후에 글리코겐의 양을 측정하고, 다시 2시간 동안 휴식을 취하게 한 뒤 글리코겐 회복 정도를 조사했다. 휴식 시간에 고당질 식사를 하는 선수에게는 고당질 음료를, 저당질 고지방 식사를 하는 선수에게는 저당질 고지방 음료를 제공했다. 연구 결과, 운동 전과 마찬가지로 식사법에 따른 근육 안에 있는 글리코겐의 양에는 유의미한 차이가 없었다.[31]

운동이 지속되는 3시간 동안 지방 적응 식사법을 채택한 선수들은 안정적으로 지방을 주요 에너지원으로 사용했다. 카보로딩(고당질 식사법)을 택한 선수들은 운동 직후에는 글리코겐을 에너지로 소비했지만, 그 이후에는 글리코겐이 고갈된 까닭인지 에너지원을 지방으로 전환했다.

체내에 있는 글리코겐의 양은 수백 그램에 불과하다. 반대로 지방은 체내에 수 킬로그램이 저장될 수 있다. 양적인 면을 생각해봐도 **안정된 에너지원으로써 '지방'을 선택하는 지방 적응이 합리적**이라는 견해가 있다.

운동 전 바나나와 에너지 음료, 먹어야 좋다?

여담이지만 대규모의 풀코스 마라톤이나 역전 경주(여러 사람이 장거리를 릴레이 형식으로 달리는 육상 경기) 등에서 달리기 전에 당질이 많이 함유된 스포츠 음료를 마시면 저혈당을 일으킬 위험이 있다는 연구도 있다.[32] 바나나, 주먹밥, 에너지 음료 등도 마찬가지다. 운동 전에 혈당을 높이면 운동 후에 혈당이 급격히 떨어지고(즉, 혈당 스파이크를 일으켜) 당질 피로를 유발한다. 지구력이 향상되기는커녕, 경기력이 떨어지는 것이다. 심지어 완전히 저혈당(70mg/dl 이하) 상태가 되어 움직일 수조차 없게 되기도 한다. 원래 역전 경주의 한 구간이나 하프 마라톤 등 약 20km(1시간 남짓)를 달리는 운동 중에는 에너지를 보충할 필요가 거의 없다고 한다.[33] 그런데도 역전 경주에서 저혈당으로 움직이지 못하는 선수가 나오는 것은 운동 전에 섭취한 당질이 문제가 되었기 때문일 것이다.

인슐린은 식후 고혈당을 처리하고자 늦게, 대량으로 분비된다. 혈액 속의 당은 분비된 인슐린으로 인해 지방세포에 들어가 근육에서 에너지로는 사용되지 않는다. 지방을 에너지로 사용하는 것도 불가능하다. 지방세포에서 지방을 녹여 근육에 에너지로 흡수되는 과정을 인슐린이 방해하기 때문이다.

이런 상태에서 계속 달리면 저혈당 상태가 일어나고 움직일 수조차 없게 된다. 평소 꾸준히 훈련한 마라톤 선수가 속도를 높일 타이밍에 갑자기 페이스가 떨어진다면 적어도 일부는 이 때문일 것이다.

또한 카보로딩은 고혈당의 악순환을 일으킬 위험이 있으며, 특히 동양인에게는 적합하지 않은 방법이라고 생각한다.

원래 우리는 서양인보다 인슐린 분비가 더디다.[34][35] 서양인과 비교해볼 때, 우리는 적은 양의 당질에도 인슐린 분비가 느린 탓에 혈당 수치가 비정상적으로 높아질 수 있다.

그런 우리가 카보로딩을 하게 되면, 식후 고혈당이 상당한 빈도로 발생하여 당질 피로가 발생하고 운동 능력이 저하되는 결과가 나타날 것이다. 또한 평소에도 식후 고혈당 증세를 보이게 되어 다양한 기관의 기능이 저하되고 당을 처리하는 능력도 낮아진다. 고혈당이 더 심각한 고혈당을 유발하는 악순환을 일으킬 위험이 크다.

반면 지방 적응은 로카보와 잘 어울리는 영양 섭취 방식이다. 프로 선수가 아니라면 지방 적응을 염두에 두고 로카보를 실천하는 것이 좋다. 운동 능력을 극대화하는 데 도움이 되는 영양 섭취 방식이 될 수 있다. 다만, 거듭 말하지만, 지방을 에너지원으로 사용하는 데 적응하려면 4주 정도의 시간이 필요하다.

보디빌더의 탄수화물 섭취, 몸에 이로울까 해로울까?

풀코스 마라톤이나 철인삼종경기같이 지구력이 필요한 스포츠뿐만 아니라, 보디빌더 중에서도 (일시적으로) 카보로딩을 하는 사람이 있다. 단백질 섭취는 당연하고, 인슐린이 많이 분비되면 근육을 만들 때 더 유리하기 때문에 당질도 상당량 섭취하는 것이다.

분명 근육은 더 잘 생성된다. 그러나 지방세포에도 당질이 흡수되어 중성지방으로 바뀌므로 살도 찌게 된다.

일반적으로 보디빌더들은 시합 직전까지는 단백질과 당질로 영양을 섭취하고(지방 섭취는 엄격하게 억제), 시합 직전이 되면 철저하게 단백질과 지방으로 충분히 영양을 섭취한다고 한다. 단백질과 지방을 공급하면 지방 적응 식사법을 할 때처럼 지방을 태우려 할 것이다. 그러나 4주도 되기 전에 몸이 거기에 완전히 적응하는 것은 불가능하므로 지방을 충분히 활용할 수 없게 된다. 그럼 쌓여 있던 체지방이 분해되고 케톤체라는 물질로 전환되어 연소를 시도한다. 그 결과 지방을 먹고 있어도(먹고 있기 때문에) 체지방이 줄어 아름다운 몸을 만들 수 있게 되는 것이다(케톤체에 대해서는 130쪽에서 자세히 설명할 것이다).

언뜻 그럴듯해 보이기도 한다. 그러나 단백질과 당질로 영양을 섭취할 때에 당질 피로(식후 고혈당)가 유발되어 혈당 스파이크가 빈번하게 발생할 수 있다. 나이가 많지 않은데도 동맥경화증이 진행될 수 있는 것이다.

일반적으로 올림픽 참가 선수는 같은 연령대의, 같은 성별의 일반인보다 수명이 더 길다고 한다.[36] 운동 자체만으로도 수명을 연장하는 효과가 있다는 말이다. 그러나 같은 올림픽 선수라도 지구력이 필요한 스포츠(마라톤, 경보, 사이클, 크로스컨트리 스키 등)가 아니라 힘이 필요한 스포츠(역도 등) 선수는 수명 연장 효과를 더 적게 누린다는 보고도 있다.[37] 보디빌딩 자체는 올림픽 종목이 아니지만, 지구력이 필요한 스포츠보다 식후 고혈당을 유발할 수 있다.

보디빌딩까지 갈 필요도 없이, 당질이 들어 있는 단백질 음료를 마시고 나른함을 느끼는 회사원이라면, 반드시 당질이 들어 있지 않은 단백질 음료(인공감미료로 단맛 첨가)로 바꿔야 한다.

프로 선수도 피해 갈 수 없는
당질 피로

　사실 필자는 지금까지 지방 적응 식사법에 대해 몇몇 프로선수들과 대화를 계속해왔다. 몇 년 전에 공동으로 책을 집필한 프로 축구선수 나가토모 유토 씨, 그리고 최근 신문 기사에서 대담을 나눴던 프로 야구선수 와다 다케시 씨, 이 둘은 자신의 몸에 관심을 갖게 되자 이제야 당질 피로에서 비롯한 컨디션 난조를 느끼기 시작했다고 한다. 당질 섭취가 문제의 핵심이라는 사실을 그 전에도 어렴풋이 느꼈지만 말이다. 고당질 식사법인 카보로딩을 선택한 선수는 당질 피로를 겪고, 지방 적응이라고 불리는(내용적으로는 로카보) 식사법을 선택한 선수는 경기력이 개선되었다고 이야기하자 그들은 이 개념을 흔쾌히 받아들였다. 그러자 두 선수 모두 **피로 누적이 사라져서 경기력이 향상되었고, 다리에 쥐가 나는 일도 줄어들었다**고 한다.

　유럽과 미국의 프로 선수들이 당질 제한식을 실시한 결과 경기력이 향상되었다는 보고가 이미 있다.[38] 연속 혈당 모니터링 장치를 통해 두 선수의 혈당 변동이 개선된 것을 확인

했으므로 경기력 향상은 충분히 예측 가능한 일이었다. 다리에 쥐가 나는 등의 경련 증상이 개선된 사례는 아직 논문이나 책에 실리지 않았지만, 두 선수 모두 입을 모아 줄어들었다고 말하고 있으니 분명 효과가 있는 것으로 예측한다.

다리에 쥐가 나는 등 경련 증상의 메커니즘은 아직 충분히 규명되지 않았다. 어쩌면 세포 안팎에서 다양한 물질의 농도 차이(예를 들어 근육세포의 포도당 농도와 혈액 속의 포도당 농도의 차이)가 크면 근육의 세포막이 불안정해져 쥐가 나기 쉬워지는 것은 아닐까 조심스레 추정할 뿐이다.

그런 의미에서 지방 적응 식사법(로카보)은 경기력 향상뿐만 아니라 부상 방지에도 좋을 것이다.

2장

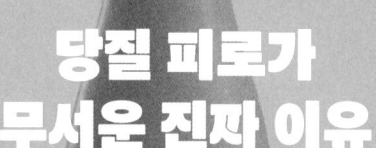

당질 피로가
무서운 진짜 이유

당질 피로는
왜 증가하는 걸까?

간편하고 맛있는 식사의 함정

  1장에서는 건강에 좋다고 생각하고 실천해온 생활 습관이 사실은 당질 피로를 유발할 수도 있다는 점을 언급했다. 2장에서는 당질 피로가 발생하기 전에 어떤 증상이 생기는지, 그리고 어째서 당질 피로를 방치하면 안 되는지를 설명하고자 한다. 그리고 그에 앞서, 당질 피로가 개인의 생활 습관뿐만 아니라 사회환경적인 이유로도 증가하고 있다는 점 또한 지적하고자 한다.

'타이파(타임 퍼포먼스, 즉 시간 대비 효율성을 뜻하는 일본의 신조어)'라는 용어가 생길 정도로 현대사회에서는 사람들이 최소한의 시간에 최대한의 효율을 얻고자 노력한다. 바쁘고 시간적 여유가 없다는 방증일 것이다. 그 결과, 아침을 거르거나 빨리 먹는 것이 습관이 되어버린 사람들이 늘어나고 있다. 아침에 단백질과 지방을 섭취하면 혈당치 상승을 억제할 수 있지만, 아침을 거르는 식생활(3장에서 상세히 설명하겠다)은 점심 식사 후 식후 고혈당이 발생하기 쉬운 결과를 낳는다.

또 이와는 별도로 여성들 사이에서 자주 볼 수 있는 유형인데, 체중을 감량하려고 식사는 가볍게 하지만 오히려 간식을 더 자주 먹고 그로 인해 당질을 과다 섭취하기도 한다.

간식으로 간편하게 먹을 수 있는 음식은 대부분 당질이 주를 이룬다. 상온에서 보관 가능한 맛있는 음식만 찾다 보면 의도치 않게 당질을 과다 섭취하게 될 수 있다. 단백질과 지방이 많이 든 식품은 냉장고가 아니면 보관하기 어렵지만, 당질이 주가 되는 식품은 실온에서 보관하기가 쉽기 때문이다.

시간 효율성과 다이어트를 의식하여 간식을 많이 먹게 되면 자연스럽게 당질 섭취량이 늘어난다는 사실을 명심해야 한다.

'균형 잡힌 식사'를
다시 세팅해야 할 때

'균형 잡힌 식사'라는 이름으로 당질이 너무 많은 식사를 권장하는 것이 우리가 처한 현실이다.

'균형 잡힌 식사'란 이른바 3대 영양소의 비율(단백질:지방:탄수화물의 비율로, PFC 밸런스 등으로도 불린다)이 잘 맞춰진 상태를 의미하며, 이러한 식사를 해야 건강에 좋다는 의견이 많다. 예를 들어 '식사 섭취 기준(2020년판)'에서는 "탄수화물 50~65%, 지방 20~30%, 단백질 13~20%(한국은 탄수화물 55~65%, 지방 15~30%, 단백질 7~20%, 2020년 개정)"가 균형 잡힌 식사라고 명시하고 있다. 하지만 이것이 사실일까?

서양 국가들은 모든 사람에게 적용 가능한 최적의 영양 비율 같은 것은 없다고 명시한다.[39][40] **우리의 '균형 잡힌 식사'가 어떤 근거를 가지고 설정됐는지를 확인해보면, 이 기준이 매우 대충, 짜맞춰서 정해진 것임을 알 수 있다.**

'식사 섭취 기준'에 제시된 3대 영양소의 비율을 자세히 살펴보자. 제일 먼저 단백질의 비율을 보면, 체내에서 합성할 수 없는 아미노산(필수 아미노산)이 부족하지 않도록 하한

(13%)을 정해놓고, 상한은 아무런 근거 없이 20%로 설정했다. 단백질 비율을 35%까지 늘려도 문제가 없다는 2018년의 논문[41]을 인용했으면서도, 단백질을 20% 이상 섭취하는 것은 안전성 면에서 향후 검토해야 할 과제라고 주장한 2013년의 논문[42]도 동시에 인용하여 20%를 상한선으로 설정한 것이다. 2013년에 향후 과제였던 것을 검토해 35%까지 비율을 늘려도 문제가 없다는 결론이 나왔을 터인데, 결론적으로는 2013년의 검토 과제를 그대로 채택한 셈이 되었다.

다음으로 지방을 보자. 우선 포화지방산 섭취량이 7% 이하여야 한다는 점을 고려하면 총 지방의 상한선도 자연히 결정된다는 이유로 최대치를 30%로 정했다. 또한 필수지방산이 부족하지 않도록 하한선을 20%로 정했다.

그러나 포화지방산을 7% 이하로 섭취해야 하는 목적이나 근거가 없다. 122쪽에서 다시 언급하겠지만, 포화지방산을 제한하자 오히려 동맥경화증이 증가했다는 논문이 있기 때문이다.[43][44]

또한 포화지방산을 7% 이하로 섭취하려면 총 지방이 30% 이하가 돼야 한다는 논리의 근거도 없다. 올리브유를 듬뿍 뿌리면 지방 전체의 비율은 높아지지만 포화지방산의 비율은 낮아질 것이다. 올리브유는 포화지방산 없이 단일 불포화지방산으로만 구성되어 있기 때문이다.

마지막으로 탄수화물은 전체값 100%에서 단백질과 지방의 권장량을 뺀 50~65%로 설정되었다. 기재된 바에 따르면, 당뇨병을 앓고 있을 때만 탄수화물 섭취가 문제가 되기에 전체 퍼센트에서 단백질과 지방의 비율을 뺀 나머지를 탄수화물의 비율로 정한 것이다.

그러나 과도한 탄수화물 섭취, 즉 당질 섭취로 인한 식후 고혈당은 당뇨병을 앓고 있을 때만 문제가 되는 것이 아니다. 당뇨병 환자뿐만 아니라 당뇨병 위험군(공복 시 비정상적인 혈당 수치를 보임)도, 당질 피로를 느끼는 사람(건강진단에서 공복 혈당에 이상은 없지만, 식후 혈당치가 140mg/dl를 초과)도 **당연히 탄수화물(당질) 섭취량을 조절해야 한다.**

근거가 얼마나 허약한지만 보더라도 탄수화물의 비율이 50~65%라는 것은 어불성설이다.

단백질과 탄수화물은
어느 정도가 적당한가

　1970년경,《타임Time》지가 달걀과 버터의 섭취량을 줄이라고 하기 전[45] 미국에서는 탄수화물의 평균 섭취 비율이 40%였다고 한다.[46] 우리가 영양 면에서 바람직하다고 맹신하는 '탄수화물 50~65%, 지방 20~30%, 단백질 13~20%'의 비율은 세계적인 관점에서 볼 때 당질 과다이며, 우리가 겪는 당질 피로의 원인 중 하나일 수 있다.

　참고로 **현재 우리는 성인 기준으로 한 끼에 평균 90~100g, 하루 평균 270~300g에 육박하는 당질을 섭취하고 있다.** 점심에 당질을 중복으로 섭취하는 습관이 있는 사람은 양이 더 많을 수도 있다.

　미국 당뇨병 학회에서 정의하는 저탄수화물 식단의 기준은 하루 130g 이하이다.[47] 로카보도 이와 마찬가지로 하루 최대 당질 섭취량을 130g으로 설정하고 있다. 현재 우리의 평균 섭취량은 그 두 배 정도인 셈이다.

　당질 피로 증상을 느끼고 있다면 당질을 너무 많이 먹는 것은 아닌지 스스로 질문을 던져보자. 그런 뒤 섭취량에 주의를 기울이는 것이 증상을 개선하는 첫걸음이다.

참고로 '국민 건강 영양 조사' 자료에 따르면, **먹고 싶을 때 맘껏 먹을 수 있는, 이른바 '포만감의 시대'라는 말이 나온 지 오래지만, 우리의 단백질 섭취량은 2000년경부터 감소하여 1950년대 수준까지 떨어졌다고 한다.**

물론 굶주리던 과거에는 섭취량을 부풀려서 답변하고 포만감의 시대인 요즘에는 줄여서 응답했을 가능성도 있지만, 단백질 및 지방 섭취에 더 주의를 기울여야 한다는 점에는 의심의 여지가 없다.

서구화된 식습관이 질병의 원인이다?

언제부터인지 확실하지 않지만 '서구화된 식습관 때문에 생활 습관병이 증가했다'는 말이 계속해서 들려오고 있다. 도대체 '서구화된 식습관'이란 무엇일까? 아무 생각 없이 수긍해버릴 만큼 그럴싸하기는 하다. 하지만 우리 음식이 서양에서 붐을 일으키면 그들은 '동양화된 식습관'을 가지게 되는 것일까? 서구화된 식습관의 실태는 명확하게 밝혀진 바가 없다. 다소 억지스러운 개념이라는 생각이 든다.

서구화된 식습관을 생활 습관병의 요인으로 뽑은 것은 적어도 내가 의사가 된 20세기 말 즈음부터다. 학회 강연 슬라이드에서는 맥도날드의 마스코트 로널드 맥도날드와 KFC를 상징하는 커널 샌더스가 '현상 수배'라는 도장이 찍힌 지명 수배범으로 악마화되었다. 그러나 이때 비난 대상은 미국의 음식 문화이며, 유럽은 아니었다.

그렇다면 지난 25년 동안 음식의 서구화는 더 진행되었을까, 아니면 그 반대일까? 아무도 대답할 수 없을 것이다. 왜냐하면 수치로 나타낼 수 없기 때문이다.

지방 섭취 비율이 높은 식사를 서구화의 지표라고 생각하는 사람도 있을 것이다. 그렇다면 지난 25년 동안 우리 음식의 서구화는 후퇴했거나 제자리걸음을 하고 있다는 결론이 나와야 한다. 지방 섭취 비율은 약간 감소했거나 거의 변동이 없기 때문이다.

그런데 그동안 당뇨병 환자의 수는 계속 늘고 있다. 따라서 서구화된 식습관이 생활 습관병의 요인이라는 주장은 앞뒤가 맞지 않는다.

서구화된 식습관이 해롭다는 가설은 자기 위안일 뿐이다. 원래부터 우리가 해오던 식사가 건강에 좋다는 생각이 흡족할 뿐인 것이다.

의료종사자들도 마찬가지이다. 응당 '음식의 서구화'라는 개념을 수치화하고, 그 수치의 변동과 다양한 생활 습관병의 유병률 및 발병률 사이에 어떤 관계가 있는지를 조사해야 할 텐데 아무도 이런 일을 하지 않는다. 그저 흡족하다는 이유로 맹목적으로 받아들이고 전문가로서 이를 전파하고 있다.

'오키나와 위기'라는 말을 들어본 적 있는가?

미군의 지배를 받던 오키나와가 일본에 반환된 1972년 당시 해당 지역의 평균 수명은 일본에서 가장 길었는데, 20세기 말에서 21세기에 걸쳐 평균 수명(특히 남성) 순위가 하락한 현상을 가리킨다.

대부분의 의료종사자들은 오키나와의 평균 수명 순위가 하락한 이유를 미국 음식 문화가 가장 많이 들어와 지방 섭취가 많아졌기 때문이라고 추정하였다.

그러나 실제로 조사해본 결과, 오키나와 사람들의 지방 섭취 비율은 반환된 시점에 가장 높았다가 오히려 평균 수명의 순위가 낮아짐에 따라 감소하고, 반대로 당질 섭취 비율이

높아지고 있었다. 이 데이터는 논문으로 발표되지는 않았지만 2015년 당뇨병 학회 연례 학술 대회에서 알려졌다. **지방 섭취 비율의 감소와 더불어 오키나와의 평균 수명 순위는 하락했다.**

우리 음식에 자부심을 느끼는 것은 좋은 일이고, 필자 또한 우리의 식문화가 자랑스럽다. 그러나 의료종사자가 과학적 검증을 소홀히 하고 사실을 직시하지 않는다면 의학에 미래는 없을 것이다.

전 세계적으로 인적 교류와 화물의 유통이 증가하고 있으며, 식문화를 포함하여 다양한 분야에서 세계화가 진행되고 있다. 유럽과 미국에 동양 요리를 다루는 식당 수가 늘어난 것도 '음식의 동양화'가 아니라 세계화의 일환일 것이다.

세계 각국의 맛있는 음식을 자국에서 편안히 즐길 수 있다는 것은 크나큰 기쁨이다. 순위를 매기면서 각 나라의 식문화를 비교하려 들지 말고, 어떤 식문화에도 대응할 수 있는 식습관을 갖추고 어떻게 건강해질 것인지를 고민해야 한다. 로카보는 그러한 식사법 중 하나이다.

참고로 우리 음식은 염분 함량이 높고 지방이 부족하다는 단점이 있다. 이런 식단은 고혈압이나 뇌출혈에 취약하다.

비만이 아닌데도 당뇨병에 걸리는 사람이 많은 이유 중 하나라고 생각한다. 단점을 알면 먹는 방법에 주의를 기울일 수 있으므로 올바른 지식이 중요하다.

서구화된 식습관은 나쁘다는 안이한 생각에 얽매이지 말고, 세계의 식문화를 마음껏 즐기며 건강을 증진하도록 노력하자.

당질 피로,
방치하면 안 되는 이유

뱃살과 질병 없이 살려면
당질부터 잡아라

'균형 잡힌 식사'라는 명목으로 당질이 많이 들어간 식사가 권장되어왔고, 바쁜 일상 속에서는 어쩔 수 없이 손쉽게 해결할 수 있는 메뉴를 택하게 되므로 우리는 어쩔 수 없이 당질을 과다 섭취하게 되는 환경에 처해 있다. 하지만 당질 피로는 단순히 피로를 유발하거나 활력을 떨어뜨리는 것에 그치지 않고 다양한 생활 습관병을 유발할 수 있다.

이제 당질 피로가 유발하는 질병의 위험성을 소개함으로

써, 당질을 과도하게 섭취하는 생활을 독자들이 스스로 되돌아보게끔 하고자 한다.

건강검진 결과 공복 혈당치가 110mg/dl 이상이면 당뇨병 또는 당뇨병 위험군으로 판정되고, **그러한 상태에 다다르기 10여 년 전부터 식후 고혈당과 혈당 스파이크가 나타난다고 한다.** 식후 고혈당과 혈당 스파이크로 인해 발생하는 증상을 통틀어 '당질 피로'라고 부른다는 것은 이미 앞에서 언급했다.

당질 피로 증상은 사람마다 다르다. 졸음과 나른함을 호소하는 사람도 있고, 허기진 사람도 있고, 집중력과 활력이 떨어지는 사람도 있다. **그리고 당질 피로를 겪고 있음에도 자각하지 못하는 사람도 있다.**

필자가 로카보를 지도하여 혈당 수치가 좋아진 당뇨병(당질 피로보다 훨씬 뒤에 오는 상황) 환자 중 몇몇 분들은 수치가 개선된 뒤에야 당질 피로가 있었던 듯하다고 말하고는 한다. 건강검진 결과 당뇨병이 심각한 상태였는데 자각하지 못한 분도 계셨다. 혈당치가 개선되고 나서야 당질 피로의 존재를 어렴풋하게나마 알아채게 된 것이다.

당질 피로가 만성화되어 좋지 않은 몸 상태에 익숙해져

있으면 그것을 알아채지 못하고, 식사법을 바꾸고 나서야 비로소 요즘 들어 컨디션이 좋아지고 행동이 민첩해졌다고 실감하고는 한다. 즉, 증상이 있다고 해서 반드시 인지하는 것은 아니다.

필자는 종종 무료 혈당 측정 행사에 자원봉사를 하러 가고는 한다. 오신 분들의 식후 혈당치를 측정해보면 **3분의 2 정도가 140mg/dl을 초과한다.** 아마도 이 정도가 당질 피로를 겪는 사람의 비율이 아닐까?

식후 고혈당과 혈당 스파이크 이후에는 다양한 질병과 장애가 뒤따른다. 비만이나 고혈압, 고지혈증, 지방간 등에서 시작하여 심장병이나 암으로 발전하는 사람도 있고, 당뇨병에서 시작하여 실명이나 치매로 진행되는 사람도 있다.

이러한 다양한 질병이 부정적인 방향으로 연쇄적으로 발생하는 것을 '**대사증후군 도미노**'라고 한다.

두 사람 중 한 명은
당질 피로를 겪고 있다

대사증후군 도미노가 무너지면 순차적으로 어떤 일이 일어나는지를 설명하고자 한다. 그런데 그 전에, 당질 피로가 내 곁에 있다는 점을 잊지 말아야 한다고 당부하고 싶다. 당질 피로는 신경 쓰지 않는 사람이라도 비만이나 대사증후군은 신경 쓸 것이다. 사실 이것들은 같은 원리로 발생한다.

중국인 성인 2명 중 1명은 식후 고혈당(당질 피로) 증상을 겪는다고 한다.[48] 우리도 이 정도의 비율일 것이다. **동양인은 인슐린 분비가 서양인보다 느리다.**[34][35] 이 사실이 의미하는 바는, 동양인은 살이 찌지 않더라도 고혈당 증상을 겪는다는 것이다.

서양인의 몸은 비정상적인 혈당 수치를 막고자 인슐린을 대량 분비해 혈관 속 포도당을 지방세포에 흡수시킨다. 이런 이유로 서양인은 고도 비만 환자가 많다. 서양인에게서 볼 수 있는 고도 비만 증상이 인슐린 분비가 적은 우리에게는 당질 피로라는 형태로 나타난다고 생각하면 이해가 쉬울 것이다. 이 두 증상의 근본적인 원인은 과도한 당질 섭취이다.[49]

대사증후군은 뚱뚱한 사람이 걸리는 병이니 자신은 무관하다고 생각하는 사람도 많은데, 비만(내장지방 축적)이 대사증후군의 필수 항목으로 지정된 나라는 일본뿐이다.[50] 다른 나라에서는 과체중이 아니더라도 혈당이나 혈압, 지질에 이상이 있으면 대사증후군으로 진단된다(한국은 대사증후군은 허리둘레, 혈압, 공복 혈당, 고밀도 콜레스트롤, 중성지방 중 정상 범위를 벗어난 항목이 3개 이상일 때를 말한다).

한 중년 남성이 생활 습관병으로 병원에 찾아가기 10년 전에, 비만은 아니지만 복부 주위에 살이 붙은 느낌을 받았다고 하자. 그 단계가 바로 당질 피로의 시작이다. 미용을 목적으로 칼로리를 제한하고 있는데도 좀처럼 체형이 바뀌지 않는 여성도 당질 피로를 겪고 있을지 모른다.

앞에서도 말했듯 성인 2명 중 1명은 당질 피로를 겪고 있다. 이 점을 의식하고 바로 뒤에 언급할 대사증후군 도미노에 관한 설명을 읽어보자. 학술적인 부분은 가능한 한 알기 쉽게 설명할 것이다.

당뇨병, 암, 심장병, 뇌졸중으로 이어지는 대사증후군 도미노

당질 피로에서 시작된 도미노 현상(대사증후군 도미노)은 궁극적으로는 102쪽 그림에 표시한 바와 같이 다양한 병의 원인이 된다. 심지어 목숨을 앗아 가는 질병으로 이어지기도 한다.[49][51] **그 시발점이 당질 과다 섭취이고, 이것이 식후 고혈당, 즉 당질 피로로 이어진다.**

그림의 왼쪽에 있는 블록들은 비정상적인 혈당 수치와 연관된 것이고 오른쪽 블록은 그렇지 않은 것이다. 그렇다고 해서 오른쪽 블록에 있는 질병을 앓는 사람이 당뇨병에 걸리지 않는다는 의미는 아니다. 당뇨병을 앓고 있는 사람이 오른쪽 블록에 있는 질병에 걸릴 수도 있다. 어떤 질병이 먼저 생길지는 체질에 따라 다르지만, 어느 한쪽만의 문제는 아니다. 양쪽 모두 연쇄적으로, 안 좋은 방향으로 진행된다.

67~69쪽에서 소개한 '**당 독소**'와 '**산화 스트레스**'는 이러한 도미노 현상의 배경에 있으면서 다른 질병으로 이어지는 속도에 불을 붙인다.

당 독소는 혈당 변동이 크지 않은 고혈당에서 발생하며,

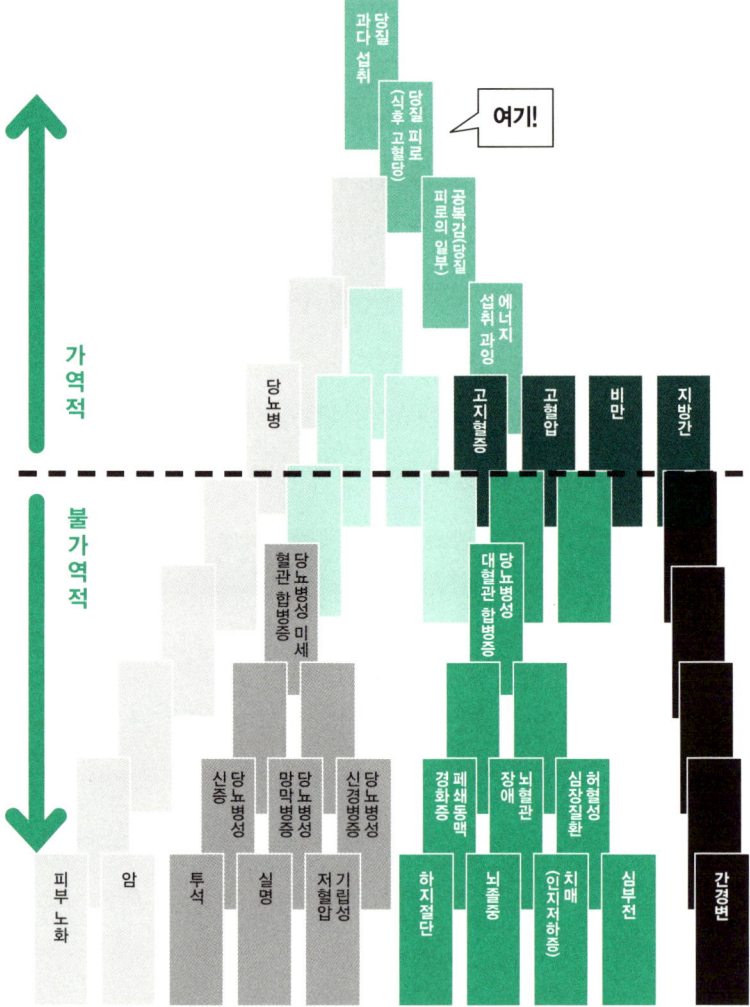

이토 히로시(伊藤裕)의 《일본 임상》 2003, 61, 1837-1843에서, 《JAMA Intern Med》 2018, 178, 1098-1103을 기초로 재구성

산화 스트레스는 혈당 변동이 큰 상태에서 발생한다고 생각하면 된다. 당질 피로는 당 독소와 산화 스트레스 모두를 유발하며, 이 둘은 서로를 악화시키는 악순환을 이어간다.

도미노 중간에 있는 **'당뇨병성 대혈관 합병증'**은 혈관이 두꺼워져서 생기는 동맥경화증을 말한다. 뇌와 심장 및 다리에 손상이 간다.

'당뇨병성 미세혈관 합병증'은 모세혈관에서 발생하는 병변을 말한다. 신장, 눈, 신경이 손상된다. 당뇨병의 3대 합병증 중 하나이며, 당뇨병성 신경병증, 당뇨병성 신증, 당뇨병성 망막병증 등으로 각각 독자적으로 의학 교과서에 기술되어 있을 정도로 중대한 질병이다.

서두에서 당질 피로는 되돌릴 수 있으나(가역적), 질병으로 진행되면 되돌릴 수 없다(불가역적)고 했다. 뇌졸중이나 심근경색이 일어나 죽은 뇌세포나 심근세포가 소생되지 않고, 시력을 잃거나 투석을 해야 하는 상태에 이르게 되면 이전 상태로 되돌릴 수 없게 된다(다만, 신장 이식을 하면 투석을 안 해도 된다). 굳이 그런 상황까지 가지 않더라도, 도미노의 중간 지점에 당뇨병, 고혈압, 고지혈증, 지방간 등 다양한 질병이 자리하고 있음을 알게 되었을 것이다.

중장년층이 되고 이런저런 질병으로 처방받은 약들이 쌓여, 치매도 아닌데 어느 약이 어떤 병을 치료하는 것인지 모르겠다고 말하는 환자도 있다. **다섯 가지 이상의 처방약을 먹는 상태를 '폴리파머시', 즉, '다약제 복용'이라고 부르는데, 이는 결코 드문 일이 아니다. 문제는 다약제 복용을 하면 여러 약물을 병용함에 따라 예측할 수 없는 부작용이 발생할 수 있다는 것이다.**

다섯 가지 이상의 처방약을 동시에 먹고 있는 사람은 그만큼 여러 질병을 진단받은 것이니 대사증후군 도미노의 중간 어딘가에 위치해 있을 것이다. 의료비도 발생하고, 업무와 가정사로 바쁜데 의료기관도 자주 찾아가야 하니 본인의 시간도 뺏긴다.

그러한 일이 발생하기 전, 도미노 꼭대기의 '당질 피로' 단계에서는 상태를 되돌릴 수 있고 비교적 쉽게 대처할 수 있다.

당질 피로를 느끼고 있다면 도미노 안에 있는 다양한 문제들이 언젠가는 자신의 것이 된다. 지금이라면 미래를 바꿀 수 있다. 도미노를 쓰러뜨리지 않는 식생활을 하자. 그에 대한 자세한 내용은 3장에서 설명할 것이다.

20대도 안전하지 않다

대사증후군 도미노의 왼쪽에 있는 블록들은 비정상적인 혈당 수치와 연관된 질병이다. 그렇다면 이런 수치를 가지고 있는 사람은 몇 명이나 될까?

'국민건강영양조사'에 따르면, 비정상적인 혈당 수치(당뇨병 또는 당뇨병 위험군)를 가진 사람은 약 2000만 명에 달한다. 6명 중 1명 정도가 비정상적인 혈당 수치를 가진 셈이다(한국은 당뇨병 또는 당뇨병 위험군이 약 2천만 명으로 국민 5명 중 2명이 여기에 해당한다.). 40세 이상으로 한정하면 3~4명 중 1명이 비정상적 혈당 수치를 가진 것으로 추측된다.

'당뇨병', '당뇨병 위험군'은 정확하게는 '당뇨병이 강하게 의심되는 사람'과 '당뇨병의 가능성을 배제할 수 없는 사람'을 뜻한다. 각각에 대한 기준은 다음과 같다.

- 당뇨병이 강하게 의심되는 사람: 공복 혈당치가 126mg/dl 이상, 식후 혈당치가 200mg/dl 이상, 헤모글로빈 A1c 6.5 이상
- 당뇨병의 가능성을 배제할 수 없는 사람: 공복 혈당치가

110~125mg/dl, 식후 혈당치가 140~199mg/dl, 헤모글로빈 A1c 6.0 이상 6.5 미만

2000만 명 중 당뇨병이 1000만 명, 당뇨병 위험군이 1000만 명이다. 모두 비정상적인 공복 혈당치를 보인 사람들이지만, 당질 피로(식후 고혈당)를 겪고 있는 사람 수를 정확하게 집계한 학술 자료는 없다. 앞에서 기술한 바와 같이 중국인은 성인 2명 중 1명이 당질 피로(식후 고혈당)를 겪고 있다는 자료가 있다.[48] (대한당뇨병학회의 '당뇨병 팩트 시트 2024'에 따르면 한국은 국내 30세 이상 성인 중 당뇨병이 533만 명, 당뇨병 위험군이 1400만 명이다)

당뇨병에는 인슐린 분비 세포가 파괴되어 단기간에 인슐린이 전혀 분비되지 않는 '제1형 당뇨병'과, 인슐린 분비 능력은 있지만 분비량이 부족하거나 기능이 약해지는 '제2형 당뇨병', 그리고 '그 외의 특정 메커니즘에 따른 것'이 있는데, 95%가 제2형 당뇨병에 속한다. 이 책에서도 특별한 언급이 없으면 제2형 당뇨병을 다룬다고 이해하면 된다.

비정상적인 혈당 수치를 가진 우리와 서양인의 차이는 우리는 비만율이 낮다는 것이다. 당뇨병 발병 시 우리의 평균

BMI(체질량 지수)는 24.4이다.[52] 비만으로 간주하는 25를 넘지 않는다. **뚱뚱한 사람만 비정상적인 혈당 수치를 가지고 있을 것이라는 믿음은 잘못됐다.** 다시 말하지만 그 이유는 **우리는 선천적으로 인슐린 분비 능력이 약하기 때문**이다. 서양인의 체중 증가와 우리의 당질 피로는 모두 과도한 당질 섭취가 원인임을 다시 한번 밝혀둔다.

서양인들은 인슐린 분비 능력이 좋으므로 당질을 대량으로 섭취하면 인슐린도 대량으로 분비된다. 그 결과 당이 지방으로 차곡차곡 흡수되어 비만이 된다. 비만이 되면 지방세포에서 분비되는 호르몬('아디포카인'이라고 한다)의 영향으로 인슐린의 작용이 방해를 받아 혈당치가 비정상적으로 올라간다.

한편, 인슐린 분비 능력이 약한 우리는 당질을 약간이라도 많이 섭취하면 곧바로 인슐린 분비가 모자라 살이 찌기 전에 혈액 속에서 당이 넘치는 고혈당증이 된다. 당질 피로에 시달리는 사람이 노력하는데도 살이 안 빠지는 경험을 한 적이 있다면, 식후 고혈당은 개선되었더라도 몸이 최대한으로 인슐린을 분비해버렸기 때문일 수 있다.

식후 고혈당이 장기간 지속되어 당뇨병으로 이어지는 것

은 '당 독성' 때문이다. 고혈당 자체가 인슐린 분비를 감소시켜 인슐린의 기능이 약화되고, 결과적으로 고혈당증은 더욱 악화되는 것이다. 이 작용 또한 발생하고 나서 얼마 되지 않았다면 앞 단계로 되돌릴 수 있지만(가역적), 장기간(년 단위)에 이르면 되돌릴 수 없게 된다(비가역적)고 추정된다.

이쯤 되면 간에서 생성되는 포도당의 양도 약 250g/일로 증가해(건강한 사람은 약 150g/일),[53] 고혈당 상태가 유지된다. 즉 식후뿐만 아니라 아침 식사 전에도 고혈당 상태인 것이다. 이러한 증상을 가진 사람들은 몇 년 안에 당뇨병을 앓게 될 것으로 추정된다.

당뇨병은 좀처럼 완치가 어렵다. 그런 만큼 당질 피로 단계에서 위험을 감지하고 적절한 대책을 세워야 한다.

당뇨병에 걸리게 되면 합병증(당뇨병성 대혈관 합병증 및 당뇨병성 미세혈관 합병증)을 예방하고자 혈당치를 조절하는 치료를 받게 된다. 그러나 이미 당 독성의 영향을 받으므로 식이요법과 운동만으로는 별다른 효과를 보지 못하고, 의사가 처방해주는 많은 약에 의존해야 한다.

당질 피로의 끝은
병원비 폭탄

  당질 피로 단계에 있는 분들은 '건강에 대한 투자'를 늘 의식해야 한다.
  당질을 줄이고 단백질과 양질의 지방을 섭취하는 '느슨한 당질 제한' 식사를 하면 당질 위주의 식사를 할 때보다 식비가 올라가는 것은 아닌지 걱정하는 사람이 많다.
  그럴지도 모른다. 당질투성이인 식품은 상온에서 장기간 보관이 쉬워 저렴한 가격에 제공되는 경우가 많다. 단백질과 지방은 냉장 보관이 필수적이라 당질투성이 식품에 비하면 비용이 더 들 수밖에 없다.
  그러나 그 비용은 자신에 대한 투자(건강에 대한 투자)이다. **어떤 의미에서는 오히려 '고수익을 가져다주는 투자'**이기도 하다.
  비정상적인 혈당 수치를 기록해 약물 치료를 해야 하거나 그 뒤에 뒤따라오는 합병증(당뇨병성 대혈관 합병증 및 당뇨병성 미세혈관 합병증)을 앓게 되면 비용이 엄청나게 든다. 현재 **당뇨병 환자 1인이 지불해야 하는 치료비는 연간 40~130만**

원(자기 부담금 30%로 계산) 정도로, 여기에 의사가 추천하는 식이요법과 운동을 실행하기 위한 비용은 자신이 전부 부담해야 한다. 혹여 뇌졸중이나 심장 질환, 실명 예방 등의 합병증 치료가 추가되면 비용은 더욱 불어나게 된다. 안과 진료를 1차례 받는 비용만 해도 150만 원 정도로, 만일 추가 진료까지 받는다면 그 비용은 깜짝 놀랄 만한 수준일 것이다.

최근에는 건강 경영에 힘을 쏟는 기업이 많아졌다. 건강이 좋지 않은 사원이 출근하여 업무 성과를 떨어뜨리는 것에 따른 손실(프리젠티즘)이 사원의 질병으로 인한 결근이나 조퇴에 따른 손실(앱센티즘)보다 크기 때문이라고 한다. 그렇다면 회사는 사원들이 업무 성과가 당질 피로로 인해 떨어지지 않도록 건강한 식생활을 적극적으로 권장해야 할 것이다. 개개인의 의료비뿐만 아니라 사회의 생산성 측면에서 생각해봐도 건강을 증진하는 식사에 일정액 이상의 돈을 들인다면 생산성을 올리고 임금 인상에도 기여할 것이다.

최근에 편의점이나 마트에서 저당질 식품 판매가 늘어난 것은 참으로 기쁜 일이다. 3장에서 설명하겠지만, '로카보' 마크가 부착된 상품이 1,000점 이상 출시되어 있다. 로카보를 실천한다고 해서 결코 특별한 것을 사거나, 먹으러 가야 하는 것은 아니다.

대사증후군 도미노를 건드리지 말라

대사증후군 도미노의 오른쪽에는 비만, 고혈압, 고지혈증 등이 늘어서 있다. 필자는 당뇨병 전문의이므로 이러한 병들에 대해서는 상세히 설명하지 않겠지만, 이 질병들을 치료하는 데에도 비용이 어마어마하게 든다는 점만 언급해두겠다.

예를 들어 주사 형태의 콜레스테롤 저하제(PCSK9 저해제라는 특수한 약)를 사용하면 한 달에 부담해야 하는 비용이 14만 원이 넘는데, 이 약을 몇 년에 걸쳐 주사하기도 한다. 상당한 금액이 들 것이다.

당뇨병은 기본적으로 완치가 되지 않는다. 대사증후군 도미노에서 일정 정도를 넘어가면 이전 상태로 돌아갈 수 없게 된다. 그런 의미에서 대사증후군 도미노는 가능한 한 빨리 (가능하면 도미노의 위쪽 단계에서) 멈춰야 한다.

당질 피로 단계에서 식생활을 바꾸면 대사증후군 도미노

의 부정적인 연쇄 반응을 멈추는 것도, 혹은 그 전 단계로 되돌아가는 것도 가능하다.

건강검진 결과 '치료는 필요치 않으나 경과 관찰이 필요'하다는 항목이 사라질 때, 도미노의 부정적인 연쇄 사슬을 끊고 거슬러 올라갔음을 실감할 수 있게 될 것이다.

3장

비만, 당질 피로, 가속노화를 잡는 맛있는 식사법

당뇨병 전문의가 직접 경험한
당질 피로를 없애는 7가지 규칙

맛있는 음식을 배불리 먹으면서 살을 뺄 수 있다

2006~2007년 무렵 필자는 당뇨병 전문의이면서도 지금보다 8kg 정도 몸무게가 더 나갔다. 역에서 파는 도시락을 먹고 나면 혈당치가 208mg/dl을 넘었고, 혈압은 140/90mmHg 근처까지 올라가 언제고 당뇨병이나 고혈압 진단을 받아도 이상하지 않은 상태였다.

살을 빼야겠다고 다짐하고는 나름대로 식단을 짜서 칼로리 제한 다이어트에 돌입했는데, 좀 빠졌다 싶으면 식욕을 억제하지 못해 한밤중에 볼이 미어지도록 아이스크림을 입에 넣고는 다시 살이 찌는 요요 현상이 반복되었다. 점심에는 항상 판메밀을 주문해서 먹었는데, 오후 외래진료 시간에 졸음이 엄청나게 밀려왔다.

그러나 2009년부터 느슨한 당질 제한식인 로카보에 돌입하여 현재는 20세 때의 체중을 유지하고 있다. 수축기 혈압이 100mmHg 이하로 떨어질 때도 있으며, 오후에도 졸리지 않는다. 매일 배불리 먹으면서도 활력과 체중 모두 적정 수준에서 유지하는 중이다. 물론 날마다 당질 함유량 10g 이내에서 좋아하는 기호 식품도 즐기고 있어서, 밤중에 아이스크림을 먹고 싶은 충동이 일어나는 불상사 따위는 결코 없다.

필자만 이런 경험을 한 것은 아니다. 로카보 지도를 받은 환자 집단은 10년이 지나도록 요요 현상을 겪지 않고 있고 (물론 몇 명의 예외는 있었다) 장기간에 걸쳐 혈당치가 안전하게 개선되었다(논문 투고 중).

이러한 장기적 유효성과 안전성을 보여주는 다른 식사법은 없다. 예를 들어, 칼로리 제한 식사법은 관련 논문에 따르면 3년이 지나자 집단적인 요요 현상이 나타났다(그룹의 체중은 칼로리 제한이 시작되기 전보다 늘었다).[54] 또한 극단적인 당질 제한과 느슨한 당질 제한을 비교한 무작위 대조 임상시험에 따르면, 느슨한 당질 제한을 한 그룹은 시험 기간 10주 동안 계속해서 체중이 줄었지만, 극단적인 당질 제한을 한 그룹은 6주 차까지는 체중이 줄다가 그 이후에는 요요 현상을 겪었다.

실제로 요요 현상에 의한 반복적인 체중 변화(이를 리바운드 또는 웨이트 사이클링이라고 한다)가 사망률을 증가시킨다는 관찰 연구 데이터가 있다.[56] 그러므로 필자는 자신 있게 '로카보' 식사법을 제안한다. 로카보는 이론과 과학적 근거에 의해 뒷받침되고 10년 동안 지속 가능한 실천적인 식사법이다.

'로카보'란 저당질을 의미하는 '로 카보하이드레이트'를 줄여서 만든 말이다. **느슨한 당질 제한을 뜻하며, 당질을 아예 섭취하지 않는 것을 목표로 하는, 극단적인 당질 제한과는 다르다.** 당질 피로를 자주 느끼는 우리에게 로카보야말로 적정한 당질 섭취 방법이다. 로카보의 7가지 규칙은 다음과 같다.

> 규칙 ① 하루에 섭취하는 당질의 양은 70~130g 이내로.
>   (한 끼 20~40g×3회 + 간식 10g)
> 규칙 ② 배가 부를 때까지 먹는다.
> 규칙 ③ 칼로리는 전혀 신경 쓰지 않는다!
> 규칙 ④ 단백질과 지방, 식이섬유를 충분히 섭취한다.
> 규칙 ⑤ 당질과 단백질, 지방의 균형은 신경 쓰지 않는다!
> 규칙 ⑥ 당질을 아예 섭취하지 않으려고 애써 참을 필요는 없다.
> 규칙 ⑦ 천천히 먹고, 당질은 마지막에 섭취한다.

지방의 역설, 지방을 줄이면 뱃살이 늘어난다

로카보는 '설마, 그런 솔깃한 방법이 있다고?'라고 생각하는 사람들에게 "이래도 안 믿을래?"라며 의심을 잠재우는 효과적인 식사법이다. 로카보는 '느슨한 당질 제한식'을 의미하지만, 사실 핵심은 **당질을 완만하게 제한하는 것보다는 오히려 '지방과 단백질을 충분히 섭취하고', '배불리 먹는다'는 것**이다.

구체적인 당질 섭취 방법을 설명하기 전에 로카보, 즉 '느슨한 당질 제한식'을 소개할 때면 누구나 귀를 쫑긋하는, **'지방과 단백질은 충분히 섭취한다'**는 규칙에 대해 이야기해보도록 하자.

살이 찌는 것을 막고 생활 습관병을 예방하고자 가능한 한 지방을 섭취하지 않으려고 애쓰는 사람들이 있다.

그러한 행동을 하는 것은 오래된 정보에 매몰되어 있기 때문이다. '지방을 너무 많이 섭취하면 몸에 좋지 않다'는 생각은 1950~1970년대에 제기되고 널리 퍼졌다. 지방을 많이 섭취하는 국가에 심장 질환이 많다는 연구 결과가 보고되었기 때문이다.[57] 지방이 필요 이상으로 많아지면 혈액 속을 돌아다니며 이상지질혈증을 일으키고, 지방세포에 흡수되어 비만을 일으킨다. 혈관에 달라붙어 동맥경화, 심근경색, 뇌졸중 등과 같은 치명적인 질환을 유발한다. 확실히 획기적이며 이해하기 쉬운 개념이다.

연구자들은 실제로 지방을 적게 섭취하고 칼로리를 제한했을 때 체중 감량에 효과적인지를 검증하고자 3개 집단을 대상으로 무작위 대조 임상시험을 시행하였다. 그 결과 '지방 제한과 칼로리 제한을 병행하는 식사법'의 체중 감량 효과는 가장 적었고, '칼로리를 제한하고 지방을 적극 섭취'한 쪽이 그나마 효과가 좋았다. 체중 감량 효과가 가장 큰 집단은 느슨한 당질 제한식을 실천한 집단이었다(하루 120g으로, 로카보와 거의 같은 당질 섭취). 느슨한 당질 제한식을 실행한 집단은 칼로리와 지방, 단백질의 양에 제한을 두지 않고 식사를 했다.[58]

이 연구가 바로 필자가 로카보를 강력히 주장하는 계기가 되었는데, 해당 연구 결과를 담은 논문이 발표된 2008년 당시에는 어째서 이러한 결과가 나왔는지를 아무도 설명하지 못했다.

그러나 그 후로 2013년 즈음까지 그 원리를 설명하는 몇 개의 연구 결과가 보고되었다. 즉 **지방을 제한하면 칼로리 소비량이 하루에 300kcal나 낮아진다는 점,[16] 단백질과 지방을 섭취하면 포만감을 느끼게 하는 호르몬의 수치가 높아지고 장시간 분비되어 공복감을 느끼게 하는 호르몬의 수치가 낮아지고 장시간 억제된다는 점** 등이 밝혀진 것이다.[59] 50년 가까이 사람들은 지방을 제한하는 식사법이 건강에 좋다고 믿어왔지만, 2008년에 와서야 그것은 무의미한 식사법이라는 사실이 드러났다.

안타깝게도 이 점(지방 제한식의 의의를 검증한 무작위 대조 임상시험의 결과)을 정확하게 파악하고 있는 의료종사자들은 그리 많지 않다. 그 결과 여전히 지방 제한을 권하는 의료종사자(의사와 영양 관리사)들이 있다. 이제는 구시대적인 20세기 영양학에 현혹되지 말아야 한다.

또한 2006년에 5만 명 규모로 실시된 지방 제한식에 대한 무작위 대조 임상시험 결과, 지방 제한식은 동맥경화증 예방에 아무런 효과가 없는 것으로 나타났다.[60] 2006년 당시에는 크게 강조되지 않았지만 2017년에 이루어진 2차 해석 결과에 따르면, 연구에 등록할 당시 이미 심장병을 앓은 적이 있는 사람들은 재발률과 사망률이 실제로 뚜렷하게 증가한 것으로 나타났다.[61] 더욱이 지방 제한식은 원래 당뇨병을 앓고 있던 사람(즉 당질 피로 다음 단계에 있던 사람)의 혈당치를 더욱 높이는 것으로 보고되었다.[62]

지방 제한식은 당질 피로가 있는 사람들의 피로감을 조장하고 질병으로까지 이어질 수 있다. 지방 제한은 단순히 무의미한 정도를 넘어 일부 사람들에게는 위험하기까지 한 식사법인 것으로 드러났다.

버터와 육류 지방은 얼마나 먹는 것이 좋은가

지방의 질을 문제 삼는 사람도 있다. 이런 사람들은 대부분 동물성 지방, 즉 포화지방산이 문제라고 생각한다. 그러나 2013년 시드니의 한 연구진은 동물성 지방(포화지방산)을 줄이면 오히려 사망률이 높아진다는 논문을 발표하였다.[43]

이에 따라 2014년 6월, 표지에 'Eat Butter(버터를 먹어라)'라는 문구가 적힌 잡지가 발행되었다. 바로 전 세계 200개국에서 2000만 명이 읽는다는 미국 시사 주간지 《타임》이다.[63]

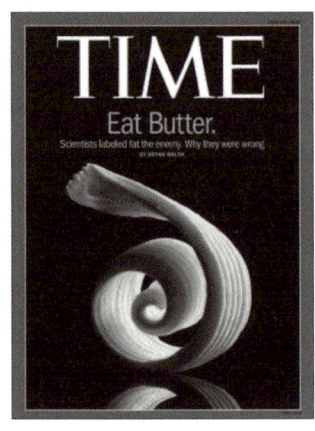
2014년의 타임

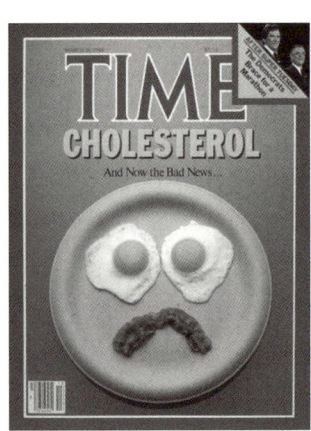
1980년대의 타임

《타임》은 20세기에 유행했던 지방 제한이 잘못됐다는 특집 기사를 실었다. 2016년에도 미네소타의 한 연구진이 거의 같은 내용의 논문을 발표했다.[44]

동물성 지방을 많이 섭취할수록 뇌졸중의 발병률이 낮아진다는[64] 논문도 있다. 관찰 연구 수준에서조차, 포화지방산 제한은 바람직하지 않다는 결론이 나오고 있다. 포화지방산을 적게 섭취해야 한다고 주장하는 사람은 정확한 과학적 근거를 제시할 필요가 있다.

새롭게 밝혀진
콜레스테롤과 달걀의 상관관계

앞서 미국 시사 주간지 《타임》을 언급했는데, 《타임》은 1980년대에 '달걀과 버터를 삼가자'라는 특집기사를 실은 적이 있다.[45] 이 시기에는 포화지방산(버터) 외에 콜레스테롤(달걀)의 섭취도 제한해야 한다는 의견이 팽배했다. '달걀은 하루에 한 개까지'라는 문구를 들어본 사람도 있을 것이다.

그러나 오늘날의 식사 섭취 기준은 식품 중에 들어 있는 콜레스테롤의 양에 상한선을 정하지 않는다. **콜레스테롤 섭취를 줄이면 간에서 합성하여 혈액 속으로 방출해 보충하고, 섭취를 늘리면 간에서 합성을 멈추기 때문이다.**

물론 어떤 식사법은 콜레스테롤에 약간의 영향(약 10mg/dl)을 미친다는 보고가 있다(필자가 혈중 콜레스테롤 수치가 높은 고콜레스테롤혈증 환자에게 호두나 견과류, 콩을 적극적으로 섭취하도록 권장하는 것도 바로 이러한 데이터가 있기 때문이다. 또한 로카보 지도를 통해 콜레스테롤 수치를 약간 개선할 수 있다는 사실이 논문으로 발표되었다).[65]

그러나 어떤 방식이든 식사를 통해 수년 이상 고콜레스테롤혈증을 충분히 개선했다는 내용의 무작위 대조 임상시험은 없으며, 심장병과 뇌졸중을 예방할 수 있었다는 내용의 논문도 없다. 단기적이고 표면적인 효과만 확인된 것이다.

또한 고콜레스테롤혈증일 때 낮추고자 하는 콜레스테롤 수치는 보통 50mg/dl를 상회하는 정도로, 사실 이 정도 수치는 약물 요법으로 비교적 쉽게 달성할 수 있다. 또한 이러한 약물 요법(스타틴이라고 불리는 약물)이 심장 질환과 같은 동맥경화증을 예방하는 데 효과적이라는 사실이 많은 무작위 대조 임상시험을 통해 확인되었다.[66][67]

추가로 말하자면, 달걀 흰자와 노른자를 전부 먹는 그룹과 흰자만을 먹는 그룹을 나누어 비교한 무작위 대조 임상시험 결과, 차이는 거의 없었지만 흰자와 노른자 모두를 먹은 그룹의 포도당 대사가 더 좋았다는 보고가 있다.[68] 다시 말하지만, 콜레스테롤을 적게 먹는다고 해서 혈중 콜레스테롤을 낮추거나 동맥경화증을 예방할 수 있는 것은 아니다.

포만감이 쌀보다 오래가는 육류와 버터

밥을 먹지 않으면 배가 쉽게 꺼진다고 생각하는 사람도 있다. **그러나 과학적으로는 육류나 버터를 먹어야 포만감이 오래 지속됨이 입증되었다.**

지방과 단백질을 충분히 섭취하면 '글루카곤 유사 펩타이드GLP-1'이나 '펩타이드 YY[PYY]' 등의 호르몬 분비가 증가하여 포만중추가 자극되고, 그 결과 배불러서 더는 먹지 못하는 상태가 된다.[17][59] 지방 섭취 비율을 높인다고 칼로리를 과잉 섭취해 비만이 되는 일은 지극히 일어나기 어렵다.

또한 **단백질과 지방은 공복감을 유발하는 호르몬인 '그렐린'의 분비를 장시간 억제하기 때문에 포만감이 오래 지속된다. 반면에 당질은 그렐린을 억제하는 작용이 약하기 때문에 배불리 먹어도 금방 허기지기 쉽다.**[59][69]

다이어트 중 과식과 불필요한 간식을 피하고 싶다면 지방을 줄이지 말고 오히려 충분하게 섭취해야 한다.

마요네즈를 추가했더니 혈당이 극적으로 억제되었다!

당질 피로(식후 고혈당)를 예방하는 데에도 지방 섭취는 중요하다.

각기 다른 4가지 식단의 식후 혈당치 변화를 조사한 연구가 있다. 흰쌀밥만을 먹는 300kcal대의 식사를 했을 때 혈당치가 가장 크게 올랐고, 뒤이어 같은 양의 흰쌀밥에 두부와 달걀(단백질)을 추가한 400kcal대의 식사, 그다음이 여기에 마요네즈(지방)까지 추가한 500kcal대의 식사 순으로 혈당치가 오른 것으로 나타났다. 혈당치를 가장 적게 올린 식단은 여기에 추가로 시금치 등(식이섬유)을 추가한 600kcal대의 식사였다.

그중에서, 혈당치가 극적으로 억제된 것은 식단에 마요네즈를 추가했을 때였다. 이런 결과가 나온 이유를 밝히고자 상세히 검토한 결과, 지방을 섭취함으로써 포도당 의존성 인슐린 분비 자극 펩타이드GIP의 분비가 증가한다는 사실을 확인할 수 있었다.[11]

GLP-1과 GIP를 합쳐서 '인크레틴 호르몬'이라고 한다. 앞에서 여러 번 인크레틴을 언급했는데, 인크레틴은 장에서 분비되어 인슐린 분비를 증가시키는 물질이다.

이 인크레틴 호르몬은 인슐린 분비를 촉진하면서도 저혈당증(인슐린 작용이 과도할 때 발생하는 현상)을 일으키지 않는다. 혈당치가 높을 때만 인슐린을 분비하도록 하기 때문이다.

이러한 작용으로 인슐린이 분비되면 지방세포에 칼로리가 흡수되어 살이 찌지 않을까 우려할 수도 있지만, 이 호르몬을 이용해 당뇨병 환자를 치료하는 주사제를 만들려고 시도한 결과, 포만감을 높여 비만 치료에도 도움이 되는 것으로 나타났다.

최근에는 이러한 주사제가 당뇨병 환자가 아닌 사람에게

까지 처방되어(보험이 적용되지 않기 때문에 자비로), 세계적인 품귀 현상이 벌어져 정작 당뇨병 치료에는 사용하지 못해 사회적 문제가 되기도 했다. 그만큼 비만 개선 효과가 강하다는 방증이다.

단백질을 섭취하여 GLP-1을 체외로 배출시키고 지방을 섭취하여 GIP를 배출시키면, 당질 피로(식후 고혈당)가 개선될 뿐 아니라 체중이 적정 수준(20세 때의 체중)에 가까워지는 데 도움이 된다.

밥도 빵도 먹을 수 있다!
느슨한 당질 제한

당질 피로를 느끼는 사람에게 적절한 당질 양은?

앞서 지방과 단백질에 대해 언급했는데, 적절한 당질 섭취에 관해 설명해보고자 한다. 당질 피로를 예방하고 해소하려면 당질을 어느 정도 섭취하는 것이 좋을까?

전신의 세포와 기관 중 뇌와 적혈구는 지방을 사용하지 못하고 에너지로 당질만 이용한다. 뇌와 적혈구에 필요한 당질의 양은 하루에 130g 정도로,[70][71] 필자는 이 130g을 당질 섭취 상한선으로 잡았다(미국 당뇨병 학회의 정의에 부합하는 양이다). 다량의 인슐린이 분비되지 않더라도 충분히 체내에서 처리할 수 있는 양이기 때문이다.

하루에 세 끼를 먹는다고 가정하고 130g을 3으로 나누면 약 43.3g이 된다. 그러므로 한 끼의 상한선은 40g로 정했다. 식후 혈당치가 높아지는 것을 예방하고자 정한 기준이므로 3회분을 한 끼에 먹어버리면 의미가 없다. 적어도 3회에 나눠서 먹고, 기호품 섭취량 10g까지 더한 값이 1일 130g을 넘지 않도록 한다.

하루에 네 끼를 먹는다면 한 끼 당질 섭취량의 상한선은 30g이며, 하루에 다섯 끼를 먹는다면 한 끼의 당질 섭취량은 24g이 상한선이다.

한편, 간에서도 자체적으로 당질을 생산하는데, 그 양은 하루에 150g 정도이다.[53] 즉 당질을 전혀 섭취하지 않더라도 우리 몸은 뇌와 적혈구에 필요한 양을 충분히 만들어내는 것이다. 그렇다면 당질을 전혀 섭취하지 않아도 되는 것일까? 이론적으로는 가능하지만, 굳이 그렇게까지 할 필요는 없으므로 하한선을 정했다.

하루의 당질 섭취량을 50g 이하로 줄이면 사람의 몸은 피하지방을 분해한 뒤 그것을 재료로 간에서 케톤체라는 물질을 만들어 전신, 특히 뇌에서 에너지로 이용한다. 케톤체는 거의 모든 세포가 이용할 수 있는 훌륭한 에너지원이며, 특히 뇌에게는 포도당보다 더 훌륭한 에너지원이다. 실제로 뇌전증이라는 뇌 질환 치료에 케톤 생성 식이요법(1일 당질 섭취량 50g 이하)이 활용되고 있고, 최근에는 치매나 파킨슨병에도 케톤 생성 식이요법(케톤식)이 유용할 것으로 기대를 모으고 있다.

그러나 드물게나마 선천적으로 케톤체를 잘 이용하지 못하는 사람들이 있고, 이들에게 케톤 생성 식이요법을 적용했더니 고도의 케톤혈증으로 의식장애를 보였다는 증례가 많이 보고되고 있다.[72] 반면, 케톤체의 대사 장애 유무를 조사하기 위한 검사는 일반적이지 않다.

또한 뇌전증 같은 질환 치료를 위해 케톤 생성 식이요법을 지속하는 것이 좋은 환자들조차 너무 힘들어 몇 년 지나지 않아 거의 전원이 포기하고 말았다는 보고가 있다.[73] **케톤체 대사 장애가 있는 경우를 대비하고, 나아가 식사를 즐겁게 할 수 있도록, 케톤체가 합성되지 않는 정도로는 당질을 섭취하기를 추천한다.**

하루에 세 끼를 먹는다고 가정하고 하루 당질 섭취량 하한선인 50g을 3으로 나누면 약 16.6g이 된다. 이를 바탕으로 한 끼에 20g을 하한선으로 설정하였다.

36쪽에서 언급한 새벽 현상은 건강한 사람에게도 나타나므로, 아침에 먹는 당질 섭취량은 20g을 넘지 않도록 하자. 필자와 아내도 아침에는 그렇게 먹고 있다. 반면 저녁에는 술 때문에 스스로에게 관대해지는 일도 있어서, 왕왕 40g 이상을 섭취하기도 한다. 하지만 혈당치가 140mg/dl까지는 다다르지 않는다.

배불리 먹고도 살 안 찌는 식사법

당질 40g이라는 기준이 어느 정도인지 쉽게 이해하려면, 주먹밥 1개(중량으로 치면 쌀밥 100g)의 당질 함유량이 40g이라는 점을 알아두면 된다. 그런 의미에서 밥의 양을 반 공기 정도로 가볍게 줄이고 반찬으로 배를 불리면 로카보 식사법이라 할 수 있다.

지금까지 고봉밥을 먹던 사람은 갑자기 양을 줄이면 힘들

수도 있다. 그렇다면 우선 기존 섭취량의 절반을 목표로 하자. 빵도 마찬가지다. 토스트 2장을 먹던 사람은 당질 함유량이 절반 이하인 빵으로 바꾸거나, 토스트 2장을 1장으로 줄이면 된다. 또한 이렇게 주식을 줄이면 **반드시 반찬의 양을 늘려서 배를 든든하게 채워야 한다는 점**을 명심해야 한다.

로카보는 지금까지 먹어왔던 것들을 먹을 수 없게 되는 식사법이 아니다. 당질이 많이 들어 있는 식품만 줄이고, 대신 단백질과 지방, 식이섬유 등을 먹으며 식사를 즐기는 것이다(어떻게 즐길지는 개개인의 아이디어가 필요하지만).

'밥은 기존의 절반만 먹는다'는 목표를 지속하다 보면 부분적이긴 해도 몸 상태가 개선될 것이다. 그런 성공을 맛보고 나면 로카보가 제시하는 '당질은 하루에 130g, 단백질과 지방은 칼로리를 신경 쓰지 않고 배불리 먹는다'는 원칙을 제대로 실천해보고 싶어진다. 실제로 해보면 어렵지 않음을 금방 알게 된다.

비결만 체득하면 당질 피로를 해소하고 대사증후군이라는 악순환으로 이어지는 도미노 현상을 막을 수 있다. 건강을 지키는 토대가 단단히 세워지면 하루하루가 무척 상쾌해질 것이다. 꼭 경험해보기를 바란다.

영양 성분 표시는
이렇게 읽는다

당질 함유량을 확인하고 싶지만 알 수가 없어서 그러지 못하는 경우가 있다. 이는 무심결에 당질 과다 섭취 및 당질 피로를 유발하는 원인이 된다. 이러한 일이 발생하는 이유는 **당질 함유량을 영양 성분으로 표시할 의무가 없기 때문이다.**

다시 한번 말하자면, 당질이란 탄수화물에서 식이섬유를 뺀 영양소. 식품의 영양 성분 표시에 따라 당질과 식이섬유를 분리해서 적어놓기도 하지만 아닌 경우가 많다. 그럴 때는 탄수화물의 양을 당질의 양이라고 생각하면 된다.

식이섬유는 섭취를 적극적으로 권장하는 영양소이므로, 당질과 마찬가지로 식이섬유의 양도 따로 기재하면 소비자에게 도움이 될 것이다. 그러나 탄수화물의 함량 표기는 의무이지만, 당질과 식이섬유를 나눠서 기재하는 것은 의무가 아니다. 세계적으로 식이섬유의 정의와 측정 방법이 정해진 지 얼마 되지 않았기 때문이다.

현재의 영양 성분 표시에는 또 하나의 문제점이 있다. **인공감미료같이 혈당치를 올리지 않는 감미료도 당질로 간주**

하도록 규정되어 있다(한국은 인공감미료는 영양 성분 의무 표시 대상이 아니다)는 것이다. 때문에 혈당치를 올리는 요소가 전혀 들어 있지 않은데도 당질 함유량 ○○g이라고 표시된 젤리가 판매되기도 한다.

이러한 상황 때문에, 필자는 '**로카보 마크**'를 정하여 당질을 줄인 상품에 부착하는 동시에, 부가적으로 로카보 당질(인공감미료를 제외한 당질의 함유량)을 기재할 것을 권장하고 있다.

영양 성분 표시가 의무화되고 인공감미료의 중량이 당질 함유량에서 제외될 때까지는 로카보 마크와 로카보 당질 표시를 참고하면 된다.

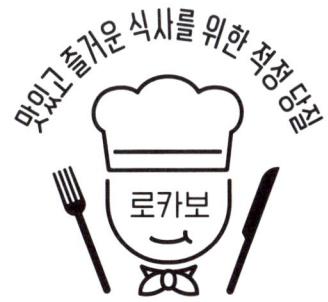

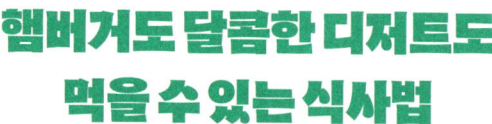

햄버거도 달콤한 디저트도 먹을 수 있는 식사법

패스트푸드도 OK! 당질 피로를 예방하는 식사법

　패스트푸드를 정말 좋아하지만, 건강을 생각해 먹지 않는 사람도 있을 것이다. 실은 필자도 패스트푸드를 무척 좋아한다. 패스트푸드는 맛있으면서도 간편하게 먹을 수 있다는 장점이 있지만, 생활 습관병의 근원(내지는 적)으로 여겨지고는 한다. 여기서는 패스트푸드를 즐기면서도 당질 피로를 예방하고, 건강 증진과 활력 향상에 도움을 주는 방법을 알아보고자 한다.

'당질을 줄이고, 단백질과 지방은 충분히 섭취하라'는 원칙을 따르면 패스트푸드점에서도 충분히 식사를 즐길 수 있다. 칼로리, 지방 등을 줄이거나 참으려 하지 말고 충분히 섭취한다고 생각을 전환하자. 그럼 만족스러운 방식으로 당질 피로를 예방할 수 있다.

우선 **내용물이 들어 있지 않은 일반적인 크기의 번에 들어 있는 당질의 양은 30g 정도**이며, 주먹밥 1개의 당질 함유량은 38g 정도라는 사실을 기억해두자.

버거는 1개만 먹는다. 다만, 이것만으로는 부족하다. 내용물(번에 들어가는 패티 등)을 늘려야 한다. 패티 2장, 치즈 2배, 또는 패티와 치즈 2배 같은 식으로 속을 보충한다.

사이드 메뉴로는 감자튀김 대신 치킨너깃을 선택하자. 너깃의 개수에 따라 버거를 포함한 당질의 양이 40g을 넘을 수도 있지만, 초과량은 미미한 수준일 것이다. 소스나 케첩의 당질 함유량에 신경 쓴다면, 당질을 초과로 섭취해 식후 고혈당(당질 피로)이 유발되는 일은 거의 없을 것이다. **단백질과 지방에는 혈당치 상승을 억제하는 효과가 있으므로, 주먹밥 1개(당질 함유량 약 38g)에 든 것보다 많은 당질을 섭취해도 혈당이 많이 오르지는 않는다.** 음료로는 무가당 탄산음료나

무가당 커피, 녹차 등을 선택하고, 너깃 대신에 샐러드를 사이드 메뉴로 선택하는 것도 괜찮다.

스크램블드에그나 햄에그, 삶은 달걀, 전분만 묻혀 요리한 닭튀김, 채소 샐러드 등은 당질이 적고 단백질과 지방이 풍부하다. 이러한 식품은 문제가 되지 않는 정도가 아니라 오히려 적극적으로 권장한다.

패티&치즈 더블 버거에다 양상추와 베이컨, 달걀을 듬뿍 끼워 넣고 마요네즈까지 추가한다니, 최고의 맞춤형 식사가 아닐까? 로카보의 원칙에 부합하면서도 맛과 영양은 배가된다. 오이나 물냉이, 토마토, 파슬리 등을 추가해도 물론 좋다.

사람에 따라 패스트푸드점에서 프라이드치킨을 먹고 싶을 수도 있을 것이다. 일반적으로 프라이드치킨 1조각에는 10g 조금 안 되는 당질이 들어 있다(겉에 튀김 반죽이 붙어 있기 때문).

프라이드 치킨 4조각과 코울슬로 샐러드(작은 사이즈)를 먹는다든지, **프라이드치킨점에서 판매하는 햄버거 1개(당질 함유량 30g 정도)와 프라이드치킨 1조각을 조합하는 식으로 먹는다면 당질 함유량을 40g 선에서 유지할 수 있다.**

술을 끊으면
혈당이 올라간다?

술을 좋아한다면 마시는 술의 종류도 신중히 골라야 하며, 혈당을 고려한다면 즐기는 정도로만 마셔야 한다.

증류주(소주, 위스키, 진, 보드카 등)에는 당질이 없으므로 좋아하는 술을 마시면 된다. 반면 양조주에는 당질이 들어 있는데, 청주 1홉(약 180ml)에 들어 있는 당질의 양은 8~9g이므로 밥의 양을 조절하면 최대 2홉 정도까지는 반주를 즐길 수 있다. 맥주는 처음 1잔(500ml)은 신경 쓰지 말고 맘껏 즐기면 되고, 그다음은 하이볼 등으로 바꿔 당질의 양을 조절하는 것이 좋다.

제로 슈거 맥주는 증류주와 마찬가지로 편하게 마시면 된다. **와인은 도수가 높다면 1잔에 1g 미만의 당질이 들었으니, 반병 정도를 마신다면 5g 전후의 당질을 섭취하는 것이다.**

알코올 애호가를 위한 좋은 보고가 있다. 호주 연구진이 다음과 같은 연구를 시행했다.

우선 연구진은 첫 단계로 알코올음료만 마셨을 때 혈당치가 어떻게 변하는지 조사했다. 그 결과 같은 칼로리가 든 양을 마셨을 때 혈당치를 가장 많이 올린 술은 맥주였고 와인과 진은 거의 영향을 미치지 않았다(함유된 당질의 양에 따라 혈당치가 오를 테니 예상된 결과이다).

다음으로, 연구진은 알코올음료를 식사에 곁들일 때 혈당치가 어떻게 변하는지 알아보고자 빵을 같이 먹어보았다. 그 결과 빵과 함께 와인과 진을 마셨을 때 혈당치가 가장 조금 올랐다. 와인과 진에 함유된 당질의 양을 고려하면 당연한 결과이다. 그런데 놀랍게도, **빵을 먹으면서 물을 마셨을 때보다 맥주를 마셨을 때 오히려 혈당치 상승이 억제됐다.**[74]

당질 함유량을 고려해보면 빵과 맥주 조합이 혈당치를 가장 높여야 한다. 그런데 당질 함유량이 와인이나 진과 유사한 빵과 물이 혈당치를 더 높인 것이다. 왜 이런 결과가 나왔는지에 대한 명확한 답은 아직 밝혀지지 않았다. 개인적으로는 알코올이 간에서 포도당 신생 합성(간이 24시간 동안 연속해서 포도당을 혈액으로 방출하는 작용)을 억제했기 때문일 것이라고 생각한다(술의 신 바쿠스가 애주가들을 보호하려 했을 가능성도 배제할 수 없겠지만).

다만 술은 '적당히' 마셔야 한다. 알코올음료는 WHO가 인정한 발암성 물질이다. 음료 종류와 무관하게, 순수한 알코올의 양을 기준으로 하루에 20g 정도까지가 적정량이다(국가마다 이 기준은 조금씩 다르다). 또한 매실주나 달콤한 주스를 타서 제조한 칵테일 등에는 당질 함유량이 많다는 점도 잊지 말아야 한다.

술은 어디까지나 식사를 맛있게 해주는 음료이다. 하이볼과 닭튀김, 견과류, 와인과 치즈, 맛있는 올리브유를 뿌린 카르파초 샐러드, 구운 고기, 로스트비프, 생선회, 따끈한 두부 요리……. 식탁을 맛있는 음식으로 가득 채우자.

다시 강조하자면, 식사를 곁들이지 않고 맥주만 마시면 혈당치가 올라간다. **술은 마시려고 마시는 것이 아니라 식사를 맛있게 하려고 마시는 것임을 잊지 말자.**

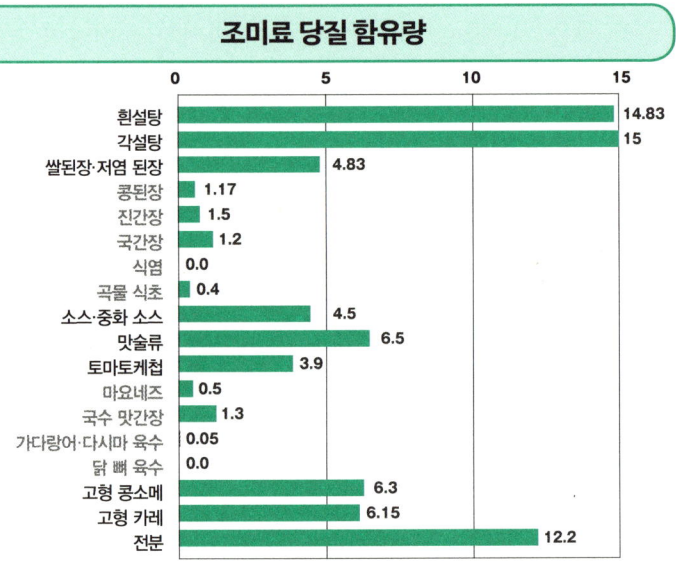

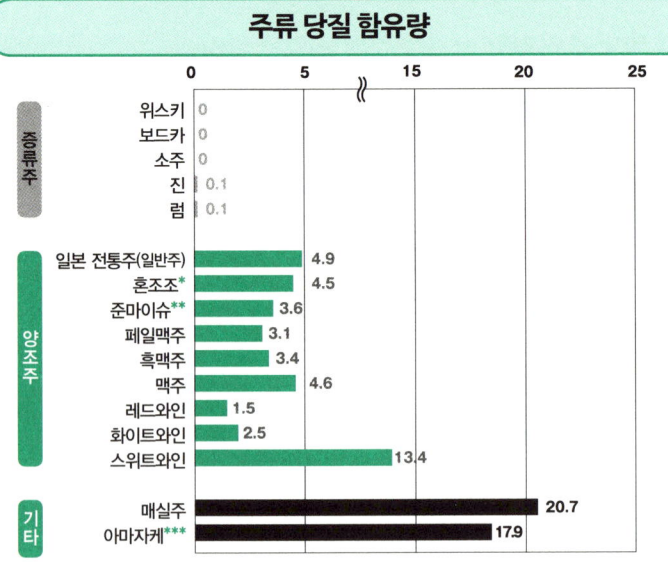

* 혼조조: 本醸造. 일본 전통주 중 쌀, 누룩, 물 이외에 양조용 알코올을 사용한 술. 양조용 당류는 사용하지 않는다.
** 준마이슈: 純米酒. 일본 전통주 중 쌀로만 만든 술로, 설탕이나 양조용 알코올은 일절 사용하지 않는다.
*** 아마자케: 甘酒. 일본의 감주. 한국의 감주와 거의 비슷하다.

스트레스 해소,
뇌 피로 회복, 포상을 위한 달콤한 것

　뇌의 건강을 지키고 기능을 향상시키려면 '단것'을 먹어야 한다고 생각하는 사람이 많은 것 같다. 이들은 뇌세포가 포도당을 필요로 하기 때문이라고 이유를 댄다.

　뇌세포가 사용하는 주요 에너지가 당질인 것은 맞다. 뇌와 척수, 망막 등의 신경조직에 있는 혈관은 혈액에서 신경조직으로 불필요한 물질이 유입되는 것을 관리하는 '장벽' 같은 기능을 한다. 이를 '혈액뇌장벽'이라고 하며, 지방은 이 장벽을 통과할 수 없다.

　또한 적혈구도 포도당만을 에너지원으로 사용한다. 지방을 태우는 데 필요한 미토콘드리아라는 세포 내 기관이 없기 때문이다.

　뇌와 적혈구가 하루에 소비하는 당질의 양은 약 130g이다. 체격이나 성별 또는 운동량과 관계없이 이 정도의 당질은 신체에 필수적이라는 말이다.[70][71] **그러나 음식으로 섭취하지 않더라도 인체는 이러한 필요를 충족시키는 메커니즘을 가지고 있다. 간이 다양한 물질을 사용하여 혈액으로 방출하**

는 포도당의 양은 하루에 약 150g 이상이다.[53] 당질은 신체의 중요한 에너지원이지만, 간의 이러한 기능 덕분에 따로 섭취하지 않아도 문제가 없다.

단것을 먹으면 마음이 편안해져 찾는다는 사람도 있다. 필자도 마찬가지이다.

그도 그럴 것이 긴장 상태는 혈당치에도 좋지 않은 영향을 미치기 때문이다. 긴장한 상황에서는 자율신경 중 교감신경이라는 신경계가 흥분 작용을 한다. 이 교감신경계를 관장하는 카테콜아민이라는 호르몬이 혈당치를 높인다. 실제로 먹고 마신 것은 하나도 없이 회의에 참석하기만 했을 뿐인데 혈당치가 50mg/dl 가까이 올라 필자의 외래진료실을 찾는 회사원들이 상당히 많다.

반면 부교감신경계는 심신이 안정된 상태일 때 작용한다. GLP-1이나 GIP 등의 인크레틴은 체중을 늘리지 않고 혈당치의 상승을 억제한다고 얘기했는데, 이 중에서도 GLP-1에는 호르몬 작용에 더해 부교감 신경계를 이용하여 혈당치의 상승을 억제하는 메커니즘이 있다고 알려져 있다.

그런 의미에서 보면, **편안하고 안정된 마음 상태가 당질 피로를 예방하고 회복하는 데 도움이 된다.**

혈당치를 올리지 않으면서
단것을 맘껏 즐기는 법

달콤한 것은 마음을 편안하고 안정되게 해준다. 필자는 단것이 당기면 인공감미료를 이용하라고 조언한다.

인공감미료는 우리 몸에 해롭지 않느냐고 걱정하는 사람도 있을 것이다.

2023년, 세계보건기구는 "체중을 감량하고자 인공감미료를 섭취하는 행위는 권장하지 않는다"라고 발표하였고,[75] 세계보건기구 산하의 국제암연구소도 2023년에 같은 취지로 "아스파탐은 암을 유발할 가능성이 있다"라는 견해를 밝혔다.[76] 이 때문인지 인공감미료는 위험하다고 생각하는 경향이 강해진 듯하다.

분명 인공감미료의 발암성을 지적하는 논문도 있으며, 독성학 및 약리학 분야의 유명 잡지는 사카린을 수컷 쥐에게 투여했더니 암이 발생할 가능성이 커졌다는 실험 결과를 신기도 했다. 그러나 암컷 쥐와 수컷 쥐에게 모두 투여했을 때에는 그런 결과가 나오지 않았다.[77] 말할 것도 없이, 인간이 인공감미료를 섭취했을 때 발암 가능성이 올라간다는 주장을 받침해주는 근거는 전혀 없다. 한때 미국에서 사카린이 판매 중지되기도 했으나, 곧 다시 허용되었다.

 2023년에 발표된 아스파탐에 관한 견해 또한 자세히 들여다보면 그 위험성이 '채소절임' 정도밖에 되지 않는다는 것을 알 수 있다. 발암성 4단계 중 아래에서 두 번째인 '2B'로 지정됐다는 점에 주목해야 한다. 채소절임 외에 고사리 섭취도 같은 수준이다. 발암성이 가장 높은 단계인 '1'에는 담배와 알코올 섭취 등이 있다.

 현시점에 인공감미료와 암 발병의 인과관계를 확실히 증명한 논문은 없으며, 그 주장을 뒷받침하는 근거도 없다. 따라서 암에 걸릴까 무서워 인공감미료를 섭취하지 않을 이유는 없다.

 요즘은 '에리트리톨'이라는 인공감미료가 널리 보급되고 있다. 과일 발효 식품에서 추출한 천연 감미료로, 탄수화물의 일종인 '당알코올'로 분류되지만 칼로리는 없다.

 섭취해도 소장에서 흡수되어 혈액을 거쳐 그대로 소변으로 배출되기 때문에 에너지원으로 쓰이지도 않고 혈당치도 상승하지 않는다. 미국식품의약국과 유럽의약품청 모두 섭취 시 "상한선을 정할 필요가 없다"라고 발표한 만큼, 안전이 보장되었다.

에리트리톨 외에 널리 사용되는 인공감미료로는 아스파탐, 수크랄로스, 천연감미료로는 스테비아, 나한과 추출물 등이 있다. 나한과 추출물은 에리트리톨과 마찬가지로 섭취량이 정해져 있지 않지만, 아스파탐, 수크랄로스, 아세설팜칼륨 등에는 최대 섭취 허용량이 정해져 있다. 그러나 **하루에 주스 15캔을 마셔야 상한선에 도달할 수 있는 정도로, 일반적으로 섭취할 수 있는 양은 아니기에 문제가 되지 않는다.**

자주 사용되는 인공감미료들의 최대 섭취 허용량은 다음과 같다. 그만큼 섭취하는 데 필요한 조각 케이크의 수를 표시해두었는데, 상한선을 초과할 정도로 먹는 것은 불가능하다는 사실을 알 수 있다.

단것을 먹고 싶을 때는 혈당치를 올리지 않는 감미료를 즐기면 된다. 인공감미료를 활용하면 상한선을 신경 쓰지 않고 마음껏 단맛을 즐길 수 있다.

- **아스파탐**(단맛은 설탕의 100~200배)

  일일 허용 섭취량: 체중 60kg 기준 조각 케이크 16개

- **아세설팜칼륨**(단맛은 설탕의 약 200배)

일일 허용 섭취량: 체중 60kg 기준 조각 케이크 6개

- 수크랄로스(단맛은 설탕의 약 600배)

  일일 허용 섭취량: 체중 60kg 기준 조각 케이크 18개

포만감을 제대로 느끼려면 이것을 먹어라

로카보에 대해 설명할 때 필자는 에너지가 달리지 않도록 포만감을 느낄 때까지 먹으라고 얘기한다. 현재 일본에서 비만의 기준으로 삼는 BMI 지수 25를 넘지 않는다면 섭취하는 칼로리에 신경 쓰지 않아도 된다. 앞에서도 얘기했듯 단백질과 지방을 충분히 섭취하면 소화관 호르몬인 GLP-1, GIP, PYY 등의 분비가 증가한다. 이에 따라 포만중추가 자극되어, 배가 불러서 더는 못 먹겠다는 느낌이 들며 적정한 에너지 섭취 상태를 알 수 있다.[11 13 59] 또한 단백질과 지방의 포만감은 상당히 오래 유지된다. 당질보다 그렐린(위에서 분비되고 배고픔을 느끼게 하는 호르몬)의 분비를 훨씬 오랫동안 억제하기 때문이다.[17 69] 이러한 메커니즘 덕분에 로카보를 실천하면 과식

할 우려가 없다.

　앞에서도 언급한 바와 같이, 건강과 미용을 위해 칼로리의 양을 제한해야 한다는 시각은 과거의 얘기이다. 현재는 칼로리를 제한하면 수명 연장이나 항노화에 오히려 역효과를 초래할 우려가 있고, 오히려 영양이 부족한 주객전도 현상이 발생할 수 있다는 의견에 힘이 실리고 있다. 걱정하지 말고 배불리 먹도록 하자.

　한편 BMI가 25를 넘는다고 해도 일반적으로는 섭취 칼로리를 의식할 필요가 없다. 로카보를 실천하면 비만에서 완전히 벗어난다고 보증할 수는 없지만, 분명 체중은 줄어든다.[78]

　필자의 환자 중 초진 때 115kg이고 당뇨병을 앓던 사람이 있다. 이 환자는 로카보를 실천하고 나서 약물 요법을 하지 않고도 혈당이 정상치에 가까워졌다. 체중은 110kg을 조금 넘는다. 신장이 175cm이므로 과체중 상태이지만, 허리나 무릎 통증은 없다. 체중을 더 줄이게 지도해야 할지 고민 중이다.

　다행히 최근에는 앞서 언급한 GLP-1(또는 GIP)를 본뜬 약물이 비만 치료제로 등장했다. 만약 이 환자가 정형외과적 이유로 감량을 희망한다면, 효과도 불확실하고 요요 현상은 기정사실인 칼로리 제한식보다 약물 요법을 고려하는 편이 나을 것이다.

느슨한 당질 제한으로
자연스럽게 소금을 줄여라

로카보와 더불어 식사할 때 의식해야 할 점이 바로 염분을 줄이는 것이다.

느슨한 당질 제한식을 실천했더니 혈압이 개선되었다는 데이터가 있다.[78] 아마도 비만 개선에 따른 부수적 효과일 것이다. 그러나 비만이 아닌 필자(부계와 모계 모두 고혈압 가족력이 있다)는 로카보를 실천하고 나서 혈압을 정상 수준으로 유지하고 있다. 염분 섭취를 줄여 저절로 혈압이 낮아진 것으로 추정한다.

환자들을 진료하다 보면 주식을 줄이고 반찬을 늘리면 자연스럽게 염분을 과다 섭취하게 되지는 않을까 걱정하는 분들도 있다. 외식을 할 때, 양념을 줄이지 않은 반찬을 많이 먹으면 염분 섭취량이 늘기는 할 것이다. 그러나 집에서 주식의 양을 줄이고 반찬을 늘렸는데 지금까지 먹던 대로 간을 맞추면 짜서 제대로 먹을 수 없게 된다. 필자의 집에서는 자연스럽게 염분을 줄여 간을 조절하게 되었다. 예전에는 가염 버터가 무염 버터보다 맛있다고 생각했는데, 지금은 가염 버터가 짜게 느껴질 정도이다.

그렇다고 해서 단순히 싱겁게 먹기만 하라고 권하는 것은 아니다. **로카보는 염분 대신에 마요네즈나 버터, 올리브유 등으로 맛을 내는 것을 권장한다.** 그렇게 하면 짠맛은 줄더라도 먹는 즐거움 자체는 줄어들지 않는다. 참기름, 라유, 생크림(가당 생크림은 안 된다)도 아주 좋다. 반대로, 짠맛이 강하면 맛의 균형을 잡기 어려워질 수 있다.

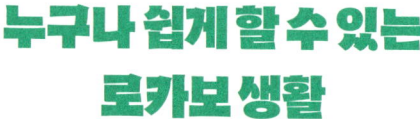

누구나 쉽게 할 수 있는 로카보 생활

단백질 섭취만으로도 근력 운동에 도움이

당질 피로를 해소하고자 로카보(느슨한 당질 제한)를 실천한다고 해서 가족의 식사와 자신의 식사를 따로 준비하지는 않아도 된다. 로카보는 아이부터 노인에 이르기까지 누구에게나 이로운, 단점은 전혀 없는 식사법이다. 온 가족이 '느슨한 당질 제한식'을 실천하길 바란다.

이번 꼭지에서는 근육과 로카보의 관계에 대해 말하고자 한다.

업무로 바쁜 나날을 보내면서도, 시간을 쪼개 24시간 문을 여는 피트니스 클럽에 다니는 독자들이 있을 것이다. 이런 분들은 단백질 음료를 마시면서 섭취하는 지방과 칼로리의 양을 줄이려 하기도 하고, 근력 운동을 하지 않는 날에는 단백질 음료도 마시지 않기도 한다(근육을 효과적으로 만들려면 매일 운동을 하기보다는 휴식일이 있는 게 효율적이다).

그러나 **단백질을 섭취하기만 해도(근력 운동을 하지 않더라도) 근육 생성에 도움이 된다**는 사실을 알아야 한다. 그것도 **한 끼에 몰아서 섭취하기보다는 끼니마다 섭취해야 근육을 만드는 데 효율적**이라는 사실이 보고되고 있다.[79] 물론 근력 운동을 한 뒤에 단백질 음료를 마시면 도움이 된다.[80] 다만, 근력 운동을 하지 않는 날에도 반드시 로카보를 의식하여 끼니마다 단백질과 에너지를 섭취하여야 한다는 것이다.

이 점은 근력 운동을 하지 않는 사람에게도 무관하지 않다. 따로 운동을 하지 않으면 근육은 1년에 1%씩 줄어든다고 추정된다. 그런 의미에서는 누구든지 근육을 만들어두어야 적어도 1년에 1%씩 줄어드는 것을 방지할 수 있다.

젊은 사람은 한 끼에 10g, 고령자는 한 끼에 약 20g을 섭취해야 근육 생성에 필요한 단백질의 양을 충족시킬 수 있다.[81] 이 점을 고려해보면, 사실 젊은 사람은 보디빌딩에 관심을 가진 게 아닌 한 단백질을 그리 많이 섭취할 필요는 없다. 반면 **회사원으로서 관리직을 맡을 정도의 나이가 되면 젊은 사람보다 많은 단백질을 섭취해야 근육을 유지할 수 있다.**

로카보는 끼니마다 당질은 줄이고 단백질과 지방을 충분히 섭취하는 식사법이다. 로카보를 실천하는 사람의 평균 단백질 섭취량은 체중 1kg당 1.6g으로,[82] 단백질을 근육의 재료로 사용할 때 효율성이 극대화되는 양이다.[83][84] 이 이상 단백질을 섭취하더라도 근육이 생성되는 속도는 더 올라가지 않는다. 하루 필요량을 세 끼로 나누면, 체중이 40kg인 사람(하루 64g)이라도 한 끼에 20g 넘게 섭취해야 한다. **로카보는 먹기만 하여도 누구나 근육량이 늘어나는 훈련이다.**

참고로 보디빌더들이 섭취하는 단백질의 양은 체중 1kg당 2~3g 정도이다.

중성지방도 고혈압도
로카보 식단으로 개선

당질 피로는 건강검진 결과에는 나타나지 않는 식후 고혈당으로 발생하는 증상이고, 로카보는 이를 해결하는 방법이다. 그런데 로카보에는 혈당 조절 외에도 다른 효능이 있다.

대사증후군 도미노를 보면 알 수 있듯, 식후 고혈당 또는 혈당 스파이크는 공복감으로 인한 에너지 과잉 섭취를 유발하고 그 결과 비만, 고지혈증, 고혈압 등을 불러온다. 고혈압은 3명 중 1명, 고지혈증은 6명 중 1명 정도(한국은 10명 중 4명)가 앓고 있다고 추정된다. 식후 고혈당도 그렇지만 고혈압이나 고지혈증도 자각 증상이 없는 경우가 많다. 다행히 당질 피로와 달리 이러한 질병은 건강검진으로 발견하는 경우가 많으므로 그 결과를 보고 혈압이나 혈중 지질 등에 문제가 있음을 알아차릴 수 있다.

안타깝게도, 고지혈증이 있으면 의료기관에서는 대부분 지방 섭취량을 줄이라고 권고한다. 그러나 누차 언급하지만, 지방 제한식은 의학적 유효성이 없다.[85] 그러니 안심하고 지방을 섭취하고, 로카보를 실천하길 바란다. 로카보를 하면

중성지방 수치가 줄어든다. 또한 필자의 경험상 콜레스테롤 수치 또한 줄어들었다.[65]

혈압을 낮추려면 염분을 줄여야 한다고 앞에서 말했는데, 로카보를 실천하면 혈압 또한 줄어든다.[65]

대사증후군 검진을 받고 적극 지원 대상이 된 사람은 물론 상담 지원만 받는 사람도 부디 로카보를 실천하길 바란다.

임신부가 조심해야 하는 칼로리 제한의 함정

근래의 초산 평균 연령은 약 31세로, 점점 높아지는 추세라고 한다. 또한 비정상적인 혈당 수치를 보이는 임신부도 늘어나는 것으로 알려졌다. 이러한 현상은 임신 중에 생리적으로 혈당치가 변화하기 때문이다.

모체는 아기(태아)를 발육시키고자 에너지를 보내야 한다. 때문에 에너지(포도당 등)를 임신 전보다 느리게 흡수해 태반을 통해 태아에게 보낸다. 이런 이유로 **임신부는 혈당치가 상승할 위험성이 높다.** 이러한 상황을 '인슐린 저항성이 높아진다'라고 표현한다.

한편, 모체가 고혈당이면 태아는 거대아가 되거나 어깨가 걸려 좀처럼 나오지 못하는 '어깨난산'이 될 확률이 높아진다. 모체의 혈당 수치가 극히 높으면 유산이 되거나 기형아가 나올 가능성이 커진다. 이런 점 때문에 임신성 당뇨병(모체가 고혈당이 됨에 따라 모체와 태아에게 문제가 발생할 확률이 높아지는 상태)은 일반적인 당뇨병보다 진단 기준이 무척 엄격하다(예를 들면 공복 시 혈당치 92mg/dl 이상). 또한 임신성 당뇨병 여부와 관계없이 임신 중 혈당 관리 목표는 식전 혈당치 95mg/dl 미만, 식후 1시간 후의 혈당치 140mg/dl 미만, 식후 2시간 후의 혈당치 120mg/dl 미만으로 설정되어 있다. 일반인의 혈당 기준치는 식후 1시간이든 2시간이든 140mg/dl인 점을 보면, 임신부는 일반인보다 엄격한 기준을 가져야 한다는 것을 알 수 있다.

모체가 고혈당일 때의 문제는 출산 시에만 있는 것이 아니다. **태어난 아이가 장래에 비만, 당뇨병, 지질대사 이상, 고혈압 등을 일으킬 위험이 정상아보다 훨씬 높다.**

한편, 여전히 섭취 칼로리 제한(과학적 근거는 없고 경험론을 바탕으로) 등으로 임신부의 혈당을 관리하려는 사람이 많은

데, 칼로리를 제한하면 식후 고혈당을 관리할 수 없게 되어 결과적으로 인슐린 주사를 맞아야 한다. 또한 기형은 아니지만 출생 시 체중이 적게 나가는 저출생 체중아도, 고혈당 임신부에게서 태어난 과체중아와 마찬가지로 장래에 비만이되거나 당뇨병에 걸릴 확률이 높다는 사실이 보고되었다.[86] 식후 고혈당 임신부에게서 태어나는 과체중아도, 에너지를 제한한 임신부에게서 태어나는 저출생 체중아도, 장래에 질병에 걸릴 확률이 높은 운명을 안고 태어나는 것이다.

필자는 비정상적인 혈당 수치를 보이는 임신부에게 로카보에서 제시하는 것보다 약간 늘려 하루에 175g 정도의 당질을 섭취하라고 권장한다. 당질 섭취량을 늘리는 이유는 케톤체 생성을 막기 위해서이다.

앞에서는 일반적으로 하루에 당질을 50g 이상만 섭취하면 케톤체가 나오지 않는다고 했는데, 임신부는 태아에게 당질을 나눠주는 만큼, 당질 섭취량을 더 늘리지 않으면 케톤체가 나오게 된다. 모체의 케톤체는 태반을 매개로 태아에게 에너지원으로 공급되는데, 모체의 케톤체가 태아에게 유해한지는 명확하게 밝혀진 바가 없다.[87] 다만 모체의 케톤체 농도가 장래에 아이의 발육 상태가 나빠지는 것과 유관하다는

주장도 있다.[88]

아이의 발육에는 모체의 케톤체가 필요하며 해가 되지 않는다고 주장하는 산부인과 전문의도 있지만, 대다수가 동의하는 의견은 아니다. 즉, 케톤체가 유해한지 무해한지에 대해서는 아직 확실하게 밝혀진 바가 없다. 그러니 보수적으로 보아 케톤체 생성은 피하도록 권하는 것이다.

케톤체가 유해하지 않다는 견해에 대다수가 동의하는 것은 아니라고 했는데, 원래 이러한 사항은 과학적인 연구를 토대로 판단해야 하지만, 임신부를 대상으로 무작위 대조 임상시험을 하는 일에는 신중을 기할 수밖에 없기 때문에 논문의 수도 적다.

전 세계적으로 보아도, 비정상적인 혈당 수치를 보이는 임신부와 태어날 아기의 상황을 개선할 수 있는 식사법은 아직 확립되지 않았다.[89] **식후 고혈당 증상을 겪는 임신부에게 자주 권하는 칼로리 제한 식이요법은 근거가 없으며**[90,91] **오히려 저출생 체중아가 태어날 위험성이 있다**는 점을 알아야 한다.

중독성이 강한 과당으로부터 어떻게 우리 아이를 지킬까?

태아가 모체에서 나오면 태반이 아니라 모유를 통해 영양을 공급받게 된다. 모유에 들어 있는 당질의 주요 성분은 본래 유당(포도당과 갈락토스가 결합한 당질)인데, 모체가 주스를 많이 마시면 과당도 들어가게 된다.

이유는 명확하지 않지만 **모유에 있는 과당의 농도가 모체에 있는 과당의 농도보다 높다는 연구 결과가 있다.**[92] 즉, **아기는 고농도 상태의 과당을 공급받는 것이다.**

다음의 표는 아기의 신체와 모유 속 영양소 간의 관계를 나타낸 것이다. 유당은 신체의 발육(근육과 내장 합성)에 가장 많이 기여하는 반면 과당은 단순히 체지방을 많이 늘린다. 포도당은 유당과 과당의 중간 정도다.[93]

이유식을 시작하고 나서도 아이가 먹고 마시는 음식은 적어도 10년 가까이 부모를 비롯한 주위의 어른들이 제공하게 되는데, **중독성이 강한 과당에 어릴 적부터 노출되면 끊지 못한다는 연구도 있다.**[3]

모유의 영양 성분이 아기의 체격에 미치는 영향

* '표준화 편회귀계수' 수치.
* 숫자가 클수록 미치는 영향이 크다는 사실을 나타냄.

체격 지표	모유의 영양 성분	영향 정도
신장	과당	0
	유당	−1
	포도당	0
체중	과당	257
	유당	26
	포도당	−1
근육 등의 양 (지방량 제외)	과당	170
	유당	224
	포도당	−2
체지방량	과당	131
	유당	−32
	포도당	0

출처: Nutrients 2017; 9: 146의 Table 3

물론 비만이 아닌 아이에게 로카보를 포함한 식단 제한을 할 필요는 없을 것이다. 그러나 과당을 주는 일에는 신중에 신중을 기해야 한다.

아이의 건강은 부모나 주위의 어른들이 가지고 있는 지식과 사회환경에 좌우된다. 그리고 유년기의 비만은 성인이 되고 난 뒤에도 영향을 미친다는 보고가 있다.[94][95]

앞서 소개한 대사증후군 도미노는 어른들만의 문제가 아니다. 옛날에 비해 제2형 당뇨병을 앓는 아이들이 늘어나고 있다. 당질, 특히 과당을 과도하게 섭취하기 쉬운 요즘, 필수는 아니더라도 '느슨한 당질 제한식'이 아이를 건강하게 키우는 데 약간이나마 도움이 될 것이다.

치매 위험을 높이고
뼈 건강을 악화시키는 것

요즘 들어 건강한 수명 연장의 중요성이 대두되고 있다.

건강 수명이란 건강상의 문제로 일상생활에 제한을 받는 일 없이 자유로이 생활할 수 있는 기간을 말하며, 2019년을 기준으로 남성은 72.7세, 여성은 75.4세이다. 2019년의 평균 수명은 남성 81.4세, 여성 87.5세로, 이 통계에서 알 수 있듯 살아 있기는 하나 건강상의 문제로 일상생활이 제한되는 기간('와병 상태'라고 하면 이해가 쉬울 것 같다)이 남성은 9년, 여성은 12년이나 된다. 뇌졸중, 치매, 쇠약, 골절, 관절 질환이 건강에 문제를 일으키는(도움과 간병이 필요하게 되는) 5대 요인으로 꼽힌다.

이 중에서 제일 큰 요인인 뇌졸중은 당뇨병성 대혈관 합병증 중 하나이다. 또한 두 번째 요인인 치매도 대사증후군 도미노의 가장 아래 단계(최종 단계)에 포함되어 있다. 치매의 정의는 '한번 정상적으로 발달한 인지기능이 어떤 이유로 인해 지속해서 저하되고, 생활에 장애가 생기는 상태'이며, 여기서 '어떤 이유'에 해당하는 것으로는 뇌세포를 사멸시키는 알츠하이머병이나 레비소체병, 뇌졸중 등이 있다. 이러한 병들은 식후 혈당치가 상승했다가 내려가는 혈당 스파이크와 상당히 큰 연관성을 가진다.[96]

비정상적인 혈당 수치를 가진 사람은 치매의 원인 중 약 70%를 차지한다고 알려진 **알츠하이머병의 발병 위험성이 그렇지 않은 사람보다 1.6배 높다.**[97] 식후 고혈당과 그에 따른

비만에 의한 인슐린 기능 저하가 주요 요인으로 추정된다.

알츠하이머병에 걸리면 뇌 안에 베타 아밀로이드라는 물질이 축적되어 뇌세포를 사멸시킨다. 불필요한 베타 아밀로이드를 제거하려면 인슐린을 분해하는 데 사용되는 '인슐린 분해 효소'가 필요하지만, 고혈당 상태가 계속 이어지면 인슐린을 처리하는 데 전부 쓰이게 되어 베타 아밀로이드를 제거하지 못한다. 이런 이유로 알츠하이머병이 발병할 위험성이 커지는 것이다.[98]

또한 혈당 스파이크가 일어나면 산화 스트레스가 대량으로 발생하여 혈관이 손상되므로, 혈당 스파이크가 반복되면 손상과 회복 과정 또한 반복되어 동맥경화로 이어지고, 뇌경색 등 뇌세포를 사멸시키는 질병으로 이어질 위험성도 커진다.[25] 연구 결과에 따르면 **인지 기능 점수는 혈당치 상하 변동의 정도와 반비례한다고 한다. 즉, 혈당치의 상하 변동이 큰 사람일수록 인지 기능 점수가 낮아진다는 것이다.**[96] 해당 연구에서는 알츠하이머병과 혈관성 치매를 구별하지 않았지만, 어떠한 이유로든 뇌에 부담이 간다고 추정할 수 있다.

중장년층과 노년층은 낙상이나 골절 등을 예방해 생활의 질을 유지해야 한다. 보조 기구에 의존하다 보면 자립도가 떨어지고 건강 수명이 단축된다. 근육과 뼈의 건강을 위해서라도 비정상적인 혈당 수치를 예방해야 한다. 뼈의 강도는 칼슘 침착, 즉 석회화 정도(골밀도)와 콜라겐의 질(골질)에 따라 유지되는데, **당 독소는 뼈의 구조 부분에 해당하는 콜라겐(단백질)을 변성시켜, 사소한 충격으로도 뼈가 부러지기 쉽게 만든다.**

철근 콘크리트 건물을 예로 든다면, 골조인 철골이 콜라겐이며, 콘크리트에 해당하는 것이 칼슘 침착(석회화)이다. 골조인 콜라겐이 당화 반응의 대상이 되면 구조적으로도 무척 약해진다. 골밀도 검사에서는 칼슘이 침착(석회화)되는 정도밖에 볼 수 없어, 골밀도는 나쁘지 않은데 쉽게 뼈가 부러졌다는 당뇨병 환자도 있다.

나이가 들수록 운동 기능은 소중한 건강 자산이 된다. 이것을 유지하고 보강하려면 고혈당을 예방하는 식생활을 실천해야 한다.

고혈당과 비만이
면역력을 떨어뜨리는 이유

코로나19의 영향 때문인지 최근의 건강 정보 관련 글들을 보면 "면역력을 높인다"라든지 "면역력 강화" 등의 문구를 많이 내세운다. 그러나 의학적으로 생각하면 면역력을 높인다는 목표 자체가 조금 의아하다.

원래 인간의 면역력은 성장 단계에서 완성되어 비상 상황일 때 기능한다. 면역력이 기능하지 않는, 즉 면역력이 저하되는 일은 어떠한 이유로든 피해야 하며 병이 생기면 치료해야 한다.

그러나 자가면역질환이나 알레르기 등을 보면 알 수 있듯, 면역 기능이 과도하게 활성화되는 일도 피해야 하며 치료해야 한다. 불필요한 면역 반응은 일어나지 않는 편이 낫다. 필요한 면역 반응이 적절한 시점에 작동하고 끝나는 것이 올바른 면역력이다. 이런 점에서 볼 때 "면역력을 높인다"라든지 "면역력 강화"가 어떤 상태를 목적으로 삼는지, 또한 어떤 상태를 지향하는지 모르겠다.

혈당치를 높이지 않는 식사법인 로카보에는 면역력을 떨어뜨리지 않는 효과도 있다. 백혈구 등 면역을 담당하는 모든 세포는 혈당치가 정상 범위에서 안정되어 있을 때 최적의 **기능을 발휘**하기 때문이다.

고혈당이나 비만 상태에서는 과잉 면역 반응을 억제하는 면역 관문이 발현한다는 가설이 있다.[99] 생체 방어의 중핵에 해당하는 백혈구가 세균이나 바이러스의 싸움을 멈추는 것이다.

코로나19 팬데믹 상황에서 당뇨병 환자가 코로나바이러스에 감염될 확률은 일반인과 다르지 않았지만, 중증화로 치닫는 확률은 높았다.[100] 앞서 언급한 메커니즘 때문이리라.

그러므로 면역력을 유지하려면 '고혈당을 예방해야' 하며, 로카보는 이에 적합한 식사법이다.

식후 고혈당을 예방하면 유익한 장내 세균이 증가한다

마지막으로 요즘 유행하는 장내 세균에 관한 이야기(아직 가설에 지나지 않지만)를 해보려고 한다.

장내 세균과 유전자 다형성을 토대로, 개인별로 식후 혈당치 변동을 예측하고 그에 맞는 식사 지도 프로그램을 개발하려는 연구가 있었다.[101] 그 결과 경험 있는 영양사가 지도하는 것과 같은 수준의 훌륭한 프로그램이 완성되었는데, 이 연구를 통해 **식후 고혈당을 유발하는 식사를 하면 장내 세균총에 '유해균'이, 식후 고혈당을 유발하지 않는 식사를 하면 '유익균'이 증가한다**는 사실이 밝혀졌다.

장내에 유익균을 많이 만들어 신체에 긍정적인 영향을 미치자는 이야기가 많은데, 식후 고혈당을 유발하지 않는 식사를 한다면, 즉 로카보를 실천한다면 장내에 유익균이 늘어날 것을 기대할 수 있다.

4장

지금 바로 체크해보자!
나도 당질 피로?

나의 식후
혈당치를 알아두자

간편하게
식후 혈당치를 잴 수 있다

 이 장에서는 당질 피로를 개선하고, 대사증후군 도미노를 예방하기 위해서는 어떻게 혈당치 관리를 해야 하는지 구체적인 방법을 소개하고자 한다.
 혈당치를 관리하려면 먼저 자신의 '식후 혈당치'를 알아야 하며, 그 수치에 따라 식생활을 바꾸고 관리해나가는 방법이 가장 구체적이고 합리적이다. 건강검진 때 측정하는 것은 '공복 시 혈당치'이며, 식후 혈당치는 그와는 다른 수치임은 앞에서 이야기했다.

식후 혈당치를 측정하는 방법은 몇 가지가 있다.

집에서 직접 사용 가능한 혈당 측정기는 첨단 의료 기기 판매 자격이 있는 약국이나 드러그스토어 등에서 누구든지 살 수 있다. 일부 제조업체는 당뇨병 환자를 대상으로 한 제품뿐 아니라 일반인들의 건강 유지 또는 프로 선수들의 운동 능력 향상을 목적으로 하는 측정기 개발에도 적극적으로 뛰어들고 있다.

제품들의 정밀도는 대체로 무척 높고, 품질도 우열을 가릴 수 없을 정도로 매우 우수하다. 이러한 측정기는 10만 원 전후로 판매되고 있는데, 가격이 저렴하다고 해서 정밀도가 낮지는 않다. 측정 결과를 기억하는 메모리 용량이 적을 뿐이니 저렴한 측정기를 사용해도 충분하다. 측정을 하려면 손가락 끝에서 혈액을 한 방울 정도 뽑아야 하지만, 그 양은 아주 적고(새로 산 볼펜의 촉 부분을 감싸고 있는 둥그런 플라스틱 싸개 정도), 통증도 거의 없으니 걱정할 필요는 전혀 없다. 또한 최근에는 본인이 직접 날마다 혈액을 채취하지 않고도 혈당치를 측정할 수 있는 '연속 혈당 측정기'도 있다.

이 기기는 피하조직에 삽입된 작은 센서를 가지고 연속적으로 포도당 농도를 측정한다. 혈당치와 조직액의 포도당 농도는 밀접하게 관련되어 있으므로, 이를 통해 혈당치를 추정하는 것이다. 예전에는 피부(상완이나 복부)에 부착하는 센서 외에 '리더'라 불리는 판독기가 필요했는데, 최근에는 스마트폰으로 애플리케이션을 내려받아 수치를 읽어 들일 수 있게 되었다. 고혈당이거나 저혈당일 때 알람이 저절로 울리게 설정할 수도 있으므로, 당질 피로, 나아가 반응성 저혈당이 나타나는 사람에게는 획기적인 기계일 것이다.

1주일에서 2주일 정도 지나면 센서를 교환해야 하는 기종도 있는데, 1년 내내 모니터링을 하지 않고 어떤 식사를 했을 때 어떻게 혈당치가 급격히 바뀌는지, 어떤 식으로 식사를 하면 제어가 가능한지 정도만 파악하고 실천하면 된다. 그러면 항상 센서를 장착할 필요도 없으며 수개월에 한 번 정도로도 충분하다.

한편, 굳이 측정기까지 사고 싶지는 않은 사람도 있을 것이다. 이런 사람은 약국(단, '검체 측정실'이라는 공간이 마련되어 있는 곳에 한정)에서 간단하게 측정할 수 있다. 1회 측정하는 데 5,000원 정도로 비용 부담도 크지 않다. 지금부터는 약국에서 혈당치 측정 서비스를 이용하는 방법을 소개한다.(한국은 보건소나 병원을 방문하자. 이 내용은 집에서 측정할 경우 참고하자. 한국에서도 앞으로 약국에서 측정할 수 있기를 바란다.)

1단계
식사 개시 1시간 후에 혈당치 측정이 가능한 약국을 찾는다

집에서 가까운 약국 중 검체 측정실이 마련되어 있는 곳을 찾아 희망하는 시간에 측정할 수 있는지 확인해둔다.

2단계
점심으로 주먹밥 2개를 먹고 채소 주스 1병을 마신다

식후 혈당치 측정 예정일에 점심 식사로 주먹밥 2개를 먹고 채소 주스 1병을 마신다. 주먹밥은 어떤 종류를 먹든 무방하나, 매실절이, 가다랑어 포, 다시마같이 지방이나 단백질이 적은 종류를 먹어야 혈당치 변동을 생생하게 파악할 수 있다.

3단계
식후 1시간 뒤에 혈당치를 측정한다

약국에 가서 직원에게 '식후 1시간 뒤'의 혈당치를 측정해 달라고 한다.

식후 혈당치와 체중(허리둘레)을 이용해 자신의 유형을 알아낸다

식후 혈당치가 140mg/dl 이상일 때에는 아래의 사항을 잘 읽고 자신이 어떤 유형에 해당하는지 확인해본다.

만약 식후 혈당치가 200mg/dl 이상이라면 당뇨병 진단 기준을 충족하므로 반드시 가까운 의료기관에서 진료를 받도록 한다. 만일 의료기관에서 정밀 검사를 받은 뒤 "치료를 할 필요는 없다"라는 말을 들었다면 '로카보는 시작해야 되지만, 아직 약물 치료를 할 필요는 없는 단계'라고 이해하면 된다.

여기서 소개하는 유형 분류는 기존 교과서에는 없는, 이 책에서 처음 소개하는 내용이다. **20세 이후 체중(20세 무렵 근육량이 많았던 사람은 허리둘레) 변화를 토대로, 식후 고혈당에 영향을 주는 인슐린 분비량을 해석해보는 새로운 시도다.**

지금까지 체중은 BMI(체중을 키의 제곱으로 나눈 것. 단 키는 미터로 표시한 수치)를 가지고 평가하는 것이 일반적이었는데, BMI는 개개인의 적정 체중을 판단하기 어렵다는 단점이 있다.

실제로 예전에는 BMI 수치 22를 이상적으로 여겼지만, 실제 데이터를 확인해보니 18.5부터 25 사이로 그 폭이 상당히 넓게 나타났다. 게다가 당뇨병을 앓고 있는 사람(대사증후군 도미노로 당질 피로 다음 단계까지 진행된 사람)들은 BMI 18.5 미만의 환자들만 사망률이 높을 뿐, BMI 25 미만인 환자와 25 이상인 환자는 사망률에서 차이를 보이지 않았다.

20세 무렵에 근육질 몸매였던 사람이 근육을 없애서 건강해질 수는 없을 것이고, 20세 이후에 근력 운동으로 체중을 늘리는 일 또한 무척 어렵다. 이런 이유로 해당 유형 분류는 20세 이후에 오는 체중 변화는 체지방이 증가한 것으로 간주하고 만들어진 것이다. 또한 근육이 줄고 체지방이 늘어난 사람도 있을 가능성을 고려하여 그러한 사람은 허리둘레를 이용하도록 했다.

식후 혈당치와 체중(허리둘레)을 토대로 자신이 다음 4가지 유형(A~D) 중 어디에 해당하는지 알아보자. 그런 뒤 유형별 해설을 참고하여 로카보를 실천하고 당질 피로를 예방 및 해소하여 소중한 건강 자산을 지키자.

유형 A

식후 혈당치 140mg/dl 미만 & 20세 무렵과 비교해서 체중(또는 허리둘레)이 3kg(3cm) 이상 증가하지 않음.

유형 B

식후 혈당치 140mg/dl 미만 & 20세 무렵과 비교해서 체중(또는 허리둘레)이 3kg(3cm) 이상 증가했음.

유형 C

식후 혈당치 140mg/dl 이상 & 20세 무렵과 비교해서 체중(또는 허리둘레)이 3kg(3cm) 이상 증가하지 않음.

유형 D

식후 혈당치 140mg/dl 이상 & 20세 무렵과 비교해서 체중(또는 허리둘레)이 3kg(3cm) 이상 증가했음.

나의 유형에 맞는 로카보를 실천하자!

> **유형 A**
> 식후 혈당치 140mg/dl 미만 & 20세 무렵과 비교해서 체중(또는 허리둘레)이 3kg(3cm) 이상 증가하지 않음.

제대로 먹으면서 현상 유지!
- 식후 혈당치 정상
- 혈당 스파이크 위험성 없음
- 로카보 실천의 우선 목적: 건강 유지 및 증진

현재로서는 혈당치에 이상이 없고 대사증후군 도미노 현상이 벌어질 가능성도 낮다. 다만 그럼에도 평소에 피로를 느낀다면 원인이 있을 테니 수면 시간이나 잔업 시간, 업무상의 스트레스 등에 문제가 있는지 되돌아보자.

로카보는 식사를 즐기면서 건강의 기반을 구축해가는 식사법이다. 지금보다도 더 즐거운 식사가 될 수 있도록 식단을 고민하고, 매일매일의 식사를 소중하게 여기며 현재도, 미래도 행복하게 누리면 된다.

> **유형B**
> 식후 혈당치 140mg/dl 미만 & 20세 무렵과 비교해서 체중(또는 허리둘레)이 3kg(3cm) 이상 증가했음.

제대로 먹으면서 다이어트!
- 식후 혈당치 정상
- 혈당 스파이크 위험성 없음. 그러나 인슐린 분비가 증가하고 있음
- 로카보 실천의 우선 목적: 비만 예방

 서양인 유형이라고 할 수 있다. 인슐린 분비가 잘되어 식후 고혈당을 피하는 상황이다. 지금 바로 혈당 수치에 이상이 생기지는 않겠지만, 이런 유형은 식후 고혈당이 없어도 비만이 되고 대사증후군 도미노가 무너지면서 동맥경화증을 앓을 위험이 있다. 또한 식후에 피로를 느낀다면, 실은 당질 피로일 가능성이 있다.

 당질 함유량이 같다고 해도 사람에 따라, 혹은 어떤 식품으로 당질을 섭취하느냐에 따라 식후 혈당치의 상승 방식은 달라진다. 주먹밥을 먹고 난 뒤에 140mg/dl이 넘지 않던 혈당치가 샌드위치를 먹은 후에는 140mg/dl를 넘을 수도 있는 것이다.

 만약 샌드위치를 먹고 측정했는데도 식후 혈당치가 140mg/dl를 넘지 않았다면, 피로의 원인이 수면 부족, 과도한 잔업, 업무상의 스트레스 등은 아닌지 되돌아보자.

로카보를 의식하여 단백질과 지방을 충분히 섭취하면 포만중추가 작용하여 폭식이나 폭음을 막을 수 있고 신진대사도 활발해진다. 식생활을 로카보로 전환하여 비만을 예방하고 20세 무렵의 체형으로 되돌아가보자.

> **유형 C**
> 식후 혈당치 140mg/dl 이상 & 20세 무렵과 비교해서 체중(또는 허리둘레)이 3kg(3cm) 이상 증가하지 않음.

기름 듬뿍으로 에너지 플러스!

- 식후 고혈당 있음
- 인슐린 분비 능력 낮음
- 로카보 실천의 우선 목적: 지방 섭취를 통한 충분한 에너지 보급

조깅을 즐기고 스포츠 음료를 애용하는 사람에게 많이 볼 수 있다.

마른 체형이라 외관상으로는 건강해 보이지만 식후 고혈당이 나타나며, 당질 피로를 느끼고 있다. 안타깝게도 전형적인 동양인의 체질인데, 인슐린 분비 능력이 약하고(인슐린 분비가 늦거나 부족하다) 혈당치 조절에 곤란을 겪는다. 지금 바로 로카보를 시작

하여 식후 고혈당을 일으키지 않고 필요한 영양을 섭취하도록 식습관을 정비해야 한다. 당질의 양을 한 끼에 20g 수준으로 제한하면 당질 피로 해소에도 도움이 되고 몸 상태가 좋아질 것이다.

다만, 당질의 양을 줄이는 동시에 단백질을 충분히 먹고, 혈당치 상승을 억제해주는 지방을 단백질보다도 더 신경 써 충분히 섭취해야 한다. 단백질(특히, 유청)과 지방을 충분히 공급하면 인슐린 분비가 촉진된다. 요리나 샐러드에는 신선한 올리브유나 참기름을 살짝 두르는 정도가 아니라 듬뿍 뿌려서 먹도록 한다. 기름 섭취를 두려워하지 않는 것이 건강해지는 지름길이라고 생각하면 된다.

당질을 적게 섭취하는 만큼 식사 전체에 필요한 에너지를 확보하기 위해서라도 지방 섭취를 늘려야 한다. 그러지 않으면 애써 섭취한 단백질이 에너지로 사용되어 에너지 대사의 핵이 되는 근육이 약해지고 만다. 열량을 충분히 섭취하여 신진대사를 높이고, 외관상의 건강뿐 아니라 진정한 건강을 추구해야 한다.

> **유형 D**
> 식후 혈당치 140mg/dl 이상 & 20세 무렵과 비교해서 체중(또는 허리둘레)이 3kg(3cm) 이상 증가했음.

'닭튀김＋마요네즈, 하이볼'로 살을 빼자!
- 식후 고혈당 있음
- 인슐린 분비는 유지되고 있음
- 로카보 실천의 우선 목적: 포만중추의 정상화

　이 유형은 인슐린 분비 능력은 유지되고 있으나 그 능력 이상으로 과도하게 당질을 섭취하고 있을 가능성이 크다. 과다 섭취한 당질이 지방이 되어 복부 주위에 붙으며 체중이 계속 늘어난 유형이다. 당질을 과다 섭취하는 식생활, 특히 과당(설탕과 이성화당)이 많은 식사를 계속 하게 되면 포만중추의 기능이 제대로 작동하지 않아 포만감을 느끼는 지점이 무척 높아져(같은 칼로리를 섭취해도 포만감을 느끼지 않게 된다), 과식을 하게 되고 비만이 되기 쉽다.

　이 유형은 로카보로 식사법을 바꿨을 때 눈에 보이는 효과가 가장 크다. 느슨한 당질 제한식으로 포만중추를 정상화하면 저절로 살이 빠지게 된다.

　특히, 단백질을 충분히 섭취하면 포만감이 강하게 들고 오래 지속되므로 과식을 하지 않게 된다. 이를 매일 체감하면서 자신의 적정 체중, 20세 무렵의 체중을 목표로 열심히 로카보를 실천하자.

　느슨한 당질 제한식을 하면 비정상적인 혈당 수치가 더 악화되는 것도 막을 수 있고 대사증후군 도미노의 작동 또한 예방할 수 있다. 이 유형에 속하는 사람은 원하는 결과를 얻기 쉬우므로 동기가 잘 유지된다는 점도 장점이다. 식생활을 즐기는 동시에 건강한 몸으로 되돌아가보자.

마치며

먼저, 이 책을 끝까지 읽어주셔서 감사하다는 말씀을 드리고 싶다.

필자는 당뇨병 전문의로서 지금까지 많은 환자를 만나왔다. 그런데 당뇨병 전문의가 되고 10년도 안 되어, 당뇨병을 치료한다는 식이요법이 "○○을 줄이세요", "○○을 피하세요" 같은, 금지하는 것투성이라 환자들의 생활의 질이 떨어진다는 사실을 알았다.

"이렇게 하면 먹을 수 있어요", "이렇게 하면 즐길 수 있어요"라고 환자와 더불어 생각하고 연구하는 치료법이야말로 진정한 의료라는 생각이 들었다. 하여, 그런 방법으로 환자들을 치료하고 지도하려 애써왔다. 그리고 이러한 활동에 많은 기업이 공감하여 상품과 환경을 제공해주었다.

그런데 그런 기업의 회사원들을 대상으로 세미나를 개최하면서 알게 된 사실이 있다. 이렇게 책임 의식이 철저하고 건강에 대한 인식이 높은 기업에 근무하는 사원들조차 건강 검진에서는 발견되지 않는 식후 고혈당 증세를 많이 보인다는 점이었다(적어도 반 이상).

게다가 현저하게 고혈당을 보인 사람들은 대부분 마른 체형에다 조깅을 생활화하고 있으며, '카보로딩'이라 불리는 당질 중심의 식생활을 하고 있었다. 그 후 프로 선수들과도 만날 기회가 있었는데, 그들조차도 식후 고혈당을 보였고 그로 인한 피로감이나 권태감으로 운동 능력이 떨어지고 있음을 느낀다고 말했다.

지금까지 건강 관련 책을 몇 권 썼다. 이 책은 여태까지 저술한 책들과는 달리, 질병을 지닌 사람들을 대상으로, 치료를 목적으로 하지 않는다. 이 책은 건강에 관심은 많지만 과거의 잘못된 영양학적 상식에 매몰되어 오히려 건강이 나빠지고, 활력을 잃고, 운동 능력과 업무 능력의 저하를 겪는 사람들을 위해 쓴 것이다.

부디 과거의 영양학이 주장하는 잘못된 상식에서 벗어나 최신 영양학을 습득하기를, 그리하여 자신의 능력을 최대치로 끌어올리고 질병에서 벗어나기를 바란다. 이 책에서 습득한 지식은 자녀, 배우자, 부모님 등 가족 모두의 건강 증진과 질병 예방, 질병 개선으로 이어질 것이라 확신한다. 사회의 의료비 절감에도 도움이 될 것이다.

  아무쪼록 이 책이 자신과 가족의 건강, 나아가 사회적으로 좋은 미래를 가꿔나가는 계기를 마련하는 데 도움이 되면 좋겠다.

야마다 사토루

참고 문헌

1장

1. Obesity (Silver Spring) 2024; 32(1): 12-22
2. J Clin Invest 2016; 126(11): 4372-4386
3. Fat Chance: Beating the odds against sugar, processed food, obesity, and disease. Robert H. Lustig (2012)
4. Diabetes 2016; 65(12): 3521-3528
5. Trends Neurosci 2022; 45(6): 471-482
6. Diabetes Care 2015; 38(10): 1820-1826
7. Diabetes Care 1999; 22(10): 1747-1748
8. Diabetes 2008; 57(10): 2661-2665
9. Am J Clin Nutr 2023; 118: 209-217
10. JAMA 2014; 312(23): 2531-2541
11. Br J Nutr 2014; 111(9): 1632-1640
12. Diabet Med 2013; 30(3): 370-372
13. Diabetologia 2016; 59(3): 453-461
14. BMJ Open Diabetes Res Care 2022; 10(3): e002820
15. J Am Coll Nutr 2009; 28(3): 286-295
16. JAMA 2012; 307(24): 2627-2634
17. BMJ Open Diabetes Res Care 2017; 5(1): e000440
18. Nutrients 2017; 9(2): 146

19. Am J Clin Nutr 2004; 79(4): 537-543
20. Glob Public Health 2013; 8(1): 55-64
21. Front Neurosci 2021; 15: 669410
22. 《당뇨병》, 1996; 39(6): 431-437
23. Cell 2015; 163(5): 1079-1094
24. Anti-Aging Medicine 2011; 8(3): 23-29
25. JAMA 2006; 295(14): 1681-1687
26. Am Psychol 2007; 62(3): 220-233
27. Nutr Rev 2009; 67(5): 249-254
28. J Appl Physiol 2001; 91(1): 115-122
29. Acta Physiol Scand 1967; 71(2): 140-150
30. J Appl Physiol 1986; 61(1): 165-172
31. Metabolism 2016; 65(3): 100-110
32. Eur J Appl Physiol 2003; 88(4-5): 453-458
33. Sports Med 2014; 44 (Suppl 1): S25-S33
34. Diabetes Care 2000; 23(5): 710-712
35. Diabetes Res Clin Pract 2004; 66(Suppl 1): S37-S43
36. Br J Sports Med 2021; 55(4): 206-212
37. J Sci Med Sport 2010; 13(4): 410-416
38. Breenfield B. The Low Carb Athlete (2015)

2장

39. Diabetes Care 2013; 36(11): 3821-3842
40. Diabetes Care 2019; 42(5): 731-745
41. Adv Nutr 2018; 9(4): 404-418
42. Food Nutr Res 2013; 57: 21245
43. BMJ 2013; 346: e8707
44. BMJ 2016; 353: i1246

45. TIME 123권 13호 (1984년 3월 26일)
46. Diabetes 1971; 20(9): 633-634
47. Diabetes Care 2006; 29(9): 2140-2157
48. JAMA 2017; 317(24): 2515-2523
49. JAMA Intern Med 2018; 178(8): 1098-1103
50. Lancet 2010; 375(9710): 181-183
51. 《일본 임상》, 2003; 61(10): 1837-1843
52. J Diabetes Investig 2015; 6(3): 289-294
53. 《당뇨병》, 2013; 56(7): 409-412

3장

54. Lancet Diabetes Endocrinol 2017; 5(12): 951-964
55. Am J Clin Nutr 2006; 83(5): 1055-1061
56. J Gerontol A Biol Sci Med Sci 2010; 65(1): 63-70
57. Circulation 1970; 41(4 Suppl): I162-I183
58. N Engl J Med 2008; 359(3): 229-241
59. J Clin Endocrinol Metab 2009; 94(11): 4463-4471
60. JAMA 2006; 295(6): 655-666
61. Am J Clin Nutr 2017; 106(1): 35-43
62. Am J Clin Nutr 2011; 94(1): 75-85
63. TIME 183권 24호 (2014년 6월 23일)
64. Eur Heart J 2013; 34(16): 1225-1232
65. Nutrients 2018; 10(5): 528
66. Lancet 1994; 344(8934): 1383-1389
67. N Engl J Med 2006; 355(6): 549-559
68. J Nutr 2008; 138(2): 272-276
69. Diabetes Care 2018; 41(5): e76-e77
70. Eur J Clin Nutr 1999; 53(suppl 1): S177-S178

71. Dietary Reference Intakes Institute of Medicine of the National Academies. (2005)
72. Intern Med 2017; 56(19): 2671-2675
73. J Neurol 2014; 261(3): 589-599
74. Am J Clin Nutr 2007; 85(6): 1545-1551
75. WHO guideline. Use of non-sugar sweeteners. (2023)
76. IARC(International Agency for Research on Cancer) and JECFA(Joint FAO/WHO Expert Committee on Food Additives). Summary of findings of the evaluation of aspartame at the IARC Monographs Programme (2023)
77. Regul Toxicol Pharmacol 1993; 17(1): 35-43
78. Obes Rev 2012; 13(11): 1048-1066
79. J Nutr 2014; 144(6): 876-880
80. Cell Rep Med 2023; 4(12): 101324
81. Exerc Sport Sci Rev 2013; 41(3): 169-173
82. Intern Med 2014; 53(1): 13-19
83. Br J Sports Med 2018; 52(6): 376-384
84. Med Sci Sport Exerc 2019; 51(4): 798-804
85. JAMA 2015; 313(24): 2421-2422
86. JAMA 2017; 317(21): 2207-2225
87. Diabetes Care 2021; 44(1): 280-289
88. N Engl J Med 1991; 325(13): 911-916
89. Nutr Rev 2021; 79(9): 988-1021
90. J Clin Endocrinol Metab 2017; 102(3): 903-913
91. Cell Metab 2019; 29(2): 231-233
92. Nutrients 2018; 10(6): 669
93. Nutrients 2017; 9(2): 146
94. Int J Obes Relat Metab Disord 2002; 26(6): 770-777

95. Nat Rev Endocrinol 2013; 9(8): 494-500
96. Diabetes Care 2010; 33(10): 2169-2174
97. J Alzheimers Dis 2009; 16(4): 677-685
98. Diabetes Metab Res Rev 2013 Jul 18. Doi:10.1002/dmrr.2442
99. Biology (Basel) 2021; 10(3): 217
100. Diabetes Metab Syndr 2020; 14(4): 395-403
101. Cell 2015; 163(5): 1079-1094

당질 혁명

초판 1쇄 발행 2025년 9월 20일

지은이	야마다 사토루
옮긴이	오현숙
펴낸이	명혜정
펴낸곳	도서출판 이아소
교 열	김정우
디자인	이창욱

등록번호 제311-2004-00014호
등록일자 2004년 4월 22일
주소 04002 서울시 마포구 월드컵북로5나길 18 1012호
전화 (02)337-0446 팩스 (02)337-0402

책값은 뒤표지에 있습니다.
ISBN 979-11-87113-75-1 13510

도서출판 이아소는 독자 여러분의 의견을 소중하게 생각합니다.
E-mail: iasobook@gmail.com